Prof. Dr. med. Gerd Nagel und Dr. Tilman Schöning

Der onkologische Patient in der Apotheke

Der onkologische Patient in der Apotheke

von

Prof. Dr. med. Gerd Nagel und Dr. Tilman Schöning

Vorträge und Arbeitsunterlagen der Fortbildungsveranstaltungen in Regensburg, Bayreuth, Würzburg, Nürnberg, Kempten, München, Passau und Rosenheim

Schriftenreihe der Bayerischen Landesapothekerkammer Heft 83

Govi-Verlag

Bibliografische Information der Deutschen Nationalbibliothek

Die Deutsche Nationalbibliothek verzeichnet diese Publikation in der Deutschen Nationalbibliografie; detaillierte bibliografische Daten sind im Internet über
http://dnb.d-nb.de
abrufbar.

Wichtiger Hinweis
Medizin als Wissenschaft ist ständig im Fluss. Forschung und klinische Erfahrungen erweitern unsere Kenntnisse, insbesondere was Behandlung und medikamentöse Therapie anbelangt. Soweit in diesem Werk eine Dosierung oder eine Applikation erwähnt wird, darf der Leser zwar darauf vertrauen, dass Autoren, Herausgeber und Verlag größte Mühe darauf verwandt haben, dass diese Angabe genau dem Wissensstand bei Fertigstellung des Werkes entspricht. Dennoch ist jeder Benutzer aufgefordert, die Beipackzettel der verwendeten Präparate zu prüfen, um in eigener Verantwortung festzustellen, ob die dort gegebene Empfehlung für Dosierungen oder die Beachtung von Kontraindikationen gegenüber der Angabe in diesem Buch abweicht. Das gilt besonders bei selten verwendeten oder neu auf den Markt gebrachten Präparaten und bei denjenigen, die von zuständigen Behörden in ihrer Anwendbarkeit eingeschränkt worden sind. Geschützte Handelsnamen (Warenzeichen) wurden nicht besonders kenntlich gemacht. Aus dem Fehlen eines solchen Hinweises kann also nicht geschlossen werden, dass es sich um einen freien Warennamen handelt. Die erwähnten Handelspräparate wurden lediglich beispielhaft bzw. aus didaktischen Überlegungen heraus gewählt.

ISBN 978-3-7741-1179-0

www.govi-verlag.de

Herausgeber: Bayerische Landesapothekerkammer

Druck: Fuck Druck & Verlag, Koblenz

Printed in Germany

Vorwort des Herausgebers

Bereits seit Jahrzehnten haben die Methoden der modernen Molekularbiologie in der klassischen Krebsforschung Einzug gehalten. Als »Output« entstehen dabei hin und wieder neue Arzneimittel, die das Arsenal der Schulmedizin füllen. Neben diesen neuen Medikamenten und den klassischen Zytostatika gibt es noch das, was zuweilen »alternative Medizin« genannt wird. Dieser unglückliche Begriff suggeriert dem Laien, diese Medizin wäre eine Alternative zur Schulmedizin. Das ist sie aber nicht. Die Komplementärmedizin – denn dies ist der bessere Begriff – ergänzt die klassische schulmedizinische Therapie. Sie unterstützt den Patienten in seinen natürlichen Heilungskräften bei der Krankheitsbewältigung.

Für den Patienten ist es sehr schwierig, sich in dem unübersichtlichen Sektor der komplementären Medizin zurecht zu finden. Welche Präparate und Verfahren können dem Patienten beim richtigen Einsatz nutzen? Welche sind eher nutzlos oder können dem Patienten gar schaden? Diese und ähnliche Fragen beantwortet im vorliegenden Band Professor Gerd Nagel, der dieses Gebiet mit seinem Team an der Universität Freiburg erforscht hat.

Auch die konventionelle Krebstherapie mit Zytostatika stellt Patienten und ihre Angehörigen oft vor einer Herausforderung und wirft viele Alltagsfragen auf. Das betrifft vor allem die Phase, wenn Patienten nach einem Therapieabschnitt die Klinik verlassen und zuhause mit der verordneten Medikation selbst zurecht kommen müssen. Es ist nicht neu, dass Zytostatika leider zu den Arzneimitteln gehören, die Patienten am schlechtesten vertragen und bei denen sie mit vielen Neben- und Wechselwirkungen zu kämpfen haben.

Wie die Apotheke vor Ort den Krebspatienten unterstützen kann, darauf geht Dr. Tilman Schöning in diesem Band ein. Er ist im Klinikum Heidelberg unter anderem für den Pharmazeutisch-Onkologischen Service und für das Pharmazeutische Management onkologischer Studien verantwortlich.

Im Namen von Vorstand und Fortbildungsausschuss danke ich den beiden Autoren und Vortragenden und wünsche Ihnen, liebe Kolleginnen und Kollegen, eine interessante Lektüre.

Thomas Benkert
Präsident der Bayerischen Landesapothekerkammer

Inhaltsverzeichnis

Teil 2: Orale Tumortherapie – Kompetente Beratung in der Apotheke

Moderne Krebstherapie
Teil 1: Komplementärmedizin

Prof. Dr. med. Gerd Nagel

1. Zusammenfassung und Ziele des Beitrags

In den letzten 50 Jahren hat sich nicht nur die Krebsmedizin drastisch verändert. Verändert haben sich auch die Patienten selbst. Waren sie ehemals Passivmitglieder im Gesundheitswesen, verstehen sie sich heute als aktive Koproduzenten von Genesung.

Der gesellschaftliche Trend zu immer mehr Patientenkompetenz hält an. Es gibt kaum noch Krebspatienten, die nicht, nachdem sie ihre Diagnose erfahren haben, fragen: *Was kann ich selbst für mich tun?*

Dieser moderne, sich in seine eigenen Angelegenheiten einmischende Patient, widerspricht den veraltenden Vorstellungen der sog. patriarchalischen Medizin von der Patientenrolle. Historisch betrachtet versteht sich der Arzt als wichtigster, wenn nicht sogar ausschließlich autorisierter Krankheitsmanager. Aber die Zeiten der patriarchalischen Medizin sind jetzt, im 21. Jahrhundert eindeutig vorbei. Ob wir es wahrhaben wollen oder nicht. Die Medizin hat sich wieder dessen zu besinnen, was sie im Grunde wirklich ist – eine dienende Disziplin.

Kompetente Patienten stellen die unverzichtbare Rolle der Medizin für die Krankheitsbewältigung nicht infrage. Sie stellen ihre eigene Rolle infrage. Sie glauben daran, dass es zwei Ärzte zur Genesung braucht – sowohl den äußeren Arzt, die Medizin mit ihren Möglichkeiten, als auch den inneren Arzt, die Kräfte der Selbstheilung. Kompetenten Patienten geht es um diesen inneren Arzt.

Die bedeutsame Rolle von Patienten als Koproduzenten von Gesundheit wird auch von der modernen Onkologie zunehmend anerkannt und respektiert. Die momentane Schwierigkeit der schulmedizinischen Onkologie besteht jedoch darin, dass sie noch nicht über die Tradition verfügt, die Ansprüche des emanzipierten Patienten zum Selbstmanagement in ein modernes ganzheitliches Handlungskonzept einzubinden. Krebspatienten werden daher mit ihrer Frage, *was kann ich selbst für mich tun*, von der Medizin noch weitgehend alleine gelassen.

Man kann sich nun fragen, ist der Onkologe im Regelfall überhaupt die richtige Person, wenn es darum geht, dem Krebspatienten in seinem Bemühen um Selbstmanagement gekonnt zu begegnen? Aus der Schulmedizin selbst gibt es sehr gute Argumente, diese Frage mit einem klaren Nein zu beantworten. Die Beratung des Patienten zum Selbstmanagement und damit auch zur Komplementärmedizin kann vom Arzt, dessen Kernauftrag die Tumortherapie ist, nicht auch noch wahrgenommen werden. Dazu ist die Materie der Patientenberatung und der richtigen Anwendung der wissenschaftlich fundierten Komplementärmedizin (KoM) viel zu komplex und zeitaufwendig.

An dieser Stelle kommt nun die moderne Beraterapotheke ins Spiel. Sie steht traditionell zwischen Medizin und Patient, kennt die Denkstile und Handlungsmuster beider Seiten und nimmt eine integrierende Rolle ein. Der Beraterapotheke kommt auch eine Schutzfunktion für den Patienten und Kunden zu. Sie zieht eine eindeutige

Grenze zwischen einer vertretbaren, Evidenz basierten Komplementärmedizin(EbK) und den vielen paramedizinischen, oft fragwürdigen Heilsversprechungen, die heute den verunsicherten und bei ihrer Suche nach Selbsthilfe alleine gelassenen Patienten von obskurer Seite her gemacht werden.

Die richtige, gekonnte und den individuellen Ansprüchen gerecht werdende Beratung von Krebspatienten ist aber auch für die moderne Beraterapotheke eine eminente Herausforderung. Gerade im Bereich KoM ist hierzu sehr viel Wissen erforderlich, das weder im Pharmaziestudium noch im Ausbildungscurriculum des Apothekenpersonals umfassend vermittelt wird. Es ist ein Wissen, das weit über pharmazeutische Grundkenntnisse hinausgeht. Bei der Beratung und Anwendung von KoM ist die Kenntnis der Mittel der KoM das Allerwenigste! Solche Mittel müssen eingepasst werden in das, was die *komplementäre Wirklichkeit* des Patienten genannt wird. Die Kenntnis und die Respektierung der komplementären Wirklichkeit des Krebspatienten, sowie dessen Unterstützung zum *Selfempowerment*, das ist die eigentliche Herausforderung der onkologisch-pharmazeutischen KoM-Beratung.

Entsprechend ist das zentrale Ziel des vorliegenden Beitrags, *Komplementärmedizin in der Onkologie*, die Einführung in das ungemein faszinierende Gebiet der komplementären Wirklichkeit des Krebspatienten. Damit verglichen ist die eigentliche pharmazeutische Beratung zu den Mitteln der KoM eine Kleinigkeit.

2. Grundlagen: Patientenkompetenz, *Selfempowerment* und Komplementärmedizin

Pharmazeutische Beratungskompetenz

Man darf sich nicht in die Beratung des Krebspatienten zum *Selfempowerment* und zur verantwortungsbewussten Anwendung von Mitteln der Komplementärmedizin (KoM) einlassen, wenn man sich nicht die Grundlagen der Beratung des Krebspatienten angeeignet hat.

Jede Lebensberatung – und die Beratung des Krebspatienten in der Apotheke ist im Wesentlichen eine besondere Form der Lebensberatung – setzt Beratungskompetenz voraus. Besteht diese nicht, trägt die beratende Person zusätzlich zur Verunsicherung und Desorientierung des Kunden bei. Denn es ist meistens gar nicht so sehr die Suche nach einem komplementären Mittel, die den Kunden in die Apotheke führt, sondern die Suche nach Hilfen in der Hilflosigkeit, nach dem persönlichen Weg, wo der Krebspatient aus der gewohnten Lebensbahn geworfen wurde, nach Hoffnung gebenden Perspektiven, wo das fürchterliche Wort Krebs verzweifeln lässt.

> Pharmazeutische, speziell komplementärmedizinische Beratungskompetenz misst sich nicht in erster Linie an der Kenntnis der Mittel der KoM.

Die Folgenden sind – selbstverständlich neben der pharmazeutischen Fachkompetenz – die Kardinalkriterien der onkologischen Beratungskompetenz:

- Die Fähigkeit, den Denkstil und die Erlebniswelt sowie die Zielvorstellungen des Kunden zu verstehen
- Die Fähigkeit, dem Kunden zu vermitteln, dass er verstanden wurde
- Die Fähigkeit, sich dem Kunden gegenüber verständlich auszudrücken

Solche Forderungen erscheinen zunächst trivial. Geht es um diese Fähigkeiten nicht bei jeder Form der Kommunikation?

Aber so trivial ist es wiederum auch nicht. Denn Krebspatienten haben ihre eigene Erlebniswelt, die nicht so ohne Weiteres nachvollziehbar ist; sie sprechen häufig eine Sprache in Bildern und Metaphern, die es zu erkennen und interpretieren gilt; sie haben eigene Erklärungsmodelle von Krebs und handeln entsprechend diesen Modellen. Und – was häufig die allergrößte Schwierigkeit bei der Beratung von Krebspatienten ist – sie drücken sich oft sehr verschlüsselt und unscharf aus, sodass zunächst gar nicht klar ist, was sie überhaupt wollen.

Und daran scheitert oft auch der Versuch, sich dem Kunden gegenüber verständlich auszudrücken. Weil Krebspatienten bestimmte Begriffe anders verstehen und gebrauchen als es der Fachmann tut, findet eine Uminterpretation des Gesagten statt (das wird unten am Beispiel des Begriffes »Abwehr« noch klarer gemacht). Bei M. Höckel et. al. findet sich eine umfassende Darstellung des Patientenverständnisses von Krebs und der daraus abgeleiteten Metaphern und Sprachbilder (1). Die Materie der sog. komplementären Wirklichkeit von Krebspatienten wird im Buch von P. Holzhauer und U. Gröber, Checkliste komplementäre Onkologie (2), aus dem im Folgenden auch zitiert wird, ausführlich abgehandelt.

Patientenkompetenz: Die Entwicklungsgeschichte eines Begriffs

Die folgenden Anmerkungen zur Patientenkompetenz beziehen sich vor allem auf die von Patienten selbst geprägten Definitionen. Sie decken sich inhaltlich mit dem im englischen Sprachraum verwendeten Begriff *the expert patient* (3).

Den Vorstellungen vom kompetenten Patienten, als eines Menschen, der sich aktiv in die eigenen Angelegenheiten einmischt, gehen historisch gesehen eine Reihe von Begriffen voraus, die ebenfalls mit Patientenrollen zu tun haben (4, 5).

1970 *der informierte Patient*: In dieser Zeit wurde der aus den USA kommende *informed consent*, also die Information des Patienten über die Krankheit und die medizinischen Maßnahmen, auch in Deutschland zur Regel.

1980 *der mündige Patient*: Informierte Krebspatienten gründeten die ersten Selbsthilfegruppen.

1990 *der autonome Patient*: Die zunehmende Emanzipation von Patienten führte zum Modell des *shared decision making*, die gemeinsame Entscheidungsfindung von Arzt und Patient.

2000 *der kompetente Patient*: Im Zentrum der Überlegungen stehen jetzt, im 21. Jahrhundert, Fragen nach der Eigenverantwortung des Patienten in der Krankheit und nach den eigenen Möglichkeiten zur Überwindung derselben.

Patientenkompetenz

Der Begriff Patientenkompetenz stammt von Krebspatienten selbst (6). Heute existieren im Wesentlichen drei verschiedene Definitionen. Diesen gemeinsam ist die Frage nach der Rolle, die ein Mensch einnehmen will, wenn er erkrankt.

> Krebspatienten definieren den Begriff Patientenkompetenz so:
>
> Patientenkompetenz ist die Fähigkeit, mit und trotz Erkrankung, Handicap oder Trauma ein normales Leben zu führen (7).

Gemeint ist mit dieser Definition im Wesentlichen der gelungene Versuch, die neue, durch die Krankheit bedingte Lebensrealität zu akzeptieren und das alltägliche Leben nach dieser Realität auszurichten.

Aus der Medizin und Psychologie stammt folgende Definition:
Patientenkompetenz umfasst die Fähigkeiten
- sich den Herausforderungen der Erkrankung zu stellen,
- sich auf eigene und fremde Ressourcen der Krankheitsbewältigung zu besinnen,
- diese Ressourcen zu nutzen,
- eigene Bedürfnisse in der Krankheit zu berücksichtigen und
- eigene Zielvorstellungen zu verfolgen sowie
- die Autonomie zu wahren (8).

Die Sozialpsychologie beschreibt den Begriff Patientenkompetenz aus einer systemischen Warte so: Patientenkompetenz umfasst eine Reihe von Einzelkompetenzen, nämlich die Selbstkompetenz, Beziehungskompetenz, Sozialkompetenz und Demokratiekompetenz (9).

Für die Überlegungen im folgenden Beitrag ist die oben erwähnte, von Patienten selbst gegebene Definition von Patientenkompetenz maßgeblich. Sie deckt sich mit dem im englischen Sprachraum unter dem Begriff *the expert patient* gebräuchlichen Wortverständnis.

Kompetente Patienten stellen typischerweise drei Fragen:
- **Wer** orientiert mich im Info-Dschungel?
- **Wie** finde ich meinen persönlichen Weg in der Krankheit?
- **Was** kann ich selbst zur Krankheitsbewältigung beitragen?

Kompetente Patienten möchten medizinische Entscheide nicht treffen, aber nachvollziehen können. Sie zeichnen sich durch besondere Compliance und Therapietreue aus. Sie erwarten vom Arzt die Respektierung ihrer persönlichen Denkstile und Handlungsmuster.

***Selfempowerment*, Ressourcen**

Krebspatienten gehen davon aus, dass sie über körpereigene Kräfte zur Bewältigung ihrer Erkrankung verfügen. Der Begriff *Selfempowerment* bezeichnet die Fähigkeit, diese eigenen Kräfte zu entdecken, zu stärken und gezielt zur Krankeitsbewältigung einzusetzen.

Anstelle der körpereigenen Kräfte zur Krebsabwehr redet man heute besser von *Ressourcen* zur Krankheitsbewältigung. Dieser Ressourcen sind sich viele Krebspatienten zunächst gar nicht bewusst. Sie gemeinsam mit dem Patienten zu entdecken und bewusst zu machen ist ein wichtiges Ziel der Patientenberatung. Oft ist eine komplementärmedizinische Beratung gar nicht möglich, wenn nicht klar ist, welche Ressourcen durch komplementäre Mittel unterstützt werden sollen.

Selbstwirksamkeitsüberzeugung, *Self-Efficacy*

Diese Begriffe werden durch die folgende Aussage eines Krebspatienten gut umschrieben: »Ich bin davon überzeugt, dass ich durch die Nutzung meiner inneren und äußeren Ressourcen befähigt werde, den Verlauf meiner Krankheit günstig zu beeinflussen«.

Modelle der Krebsentstehung

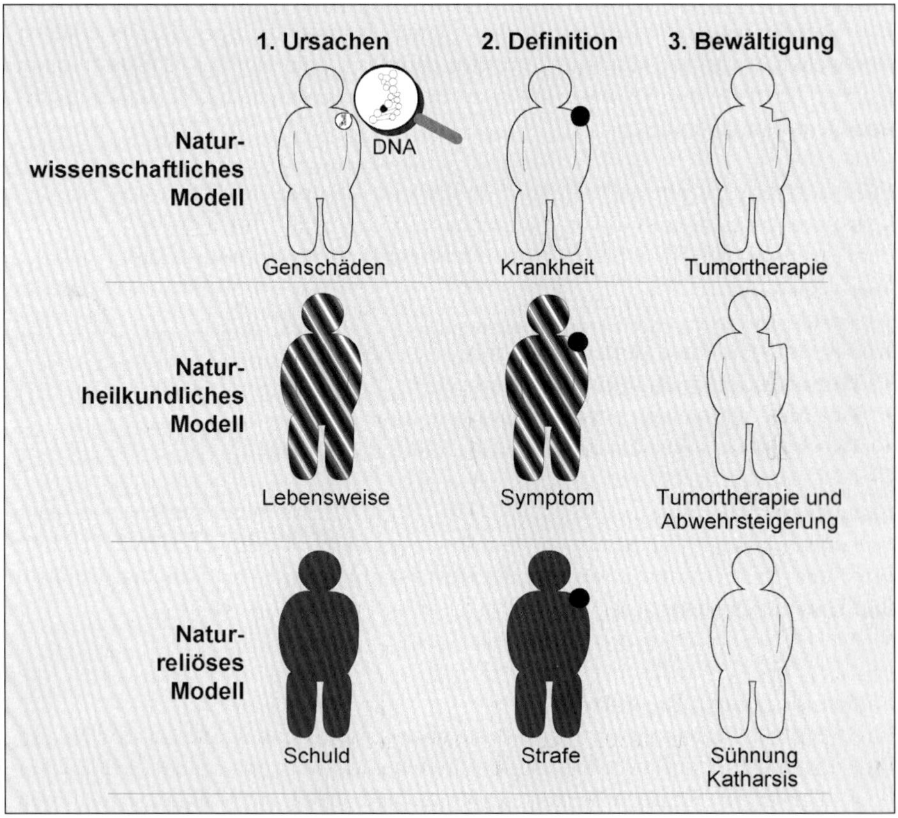

Abb. 1: Modelle der Krebsentstehung

Um die Sprache und Erwartungen von Krebspatienten zu verstehen, muss man wissen, dass diese sehr oft andere Vorstellungen über das Wesen von Krebs haben als Ärzte oder Apotheker. Letztere leiten ihre Vorstellungen aus der Naturwissenschaft ab, Patienten hingegen vor allem aus der Naturheilkunde. Zusätzlich gibt es noch ein naturreligiöses Erklärungsmodell von Krebs, das die häufig bei Krebspatienten zu findenden Gefühle von Schuld und Strafe erklärt (6).

Krebsentstehung naturwissenschaftlich: Krebs wird durch eine Reihe von körperfremden Noxen ausgelöst, zum Beispiel Karzinogene, Viren, ionisierende Strahlen, Genmutationen.
Krebsentstehung naturheilkundlich: Krebs wird vor allem durch körpereigene Faktoren ausgelöst, zum Beispiel falsche Lebensweise oder Stress. Diese Körperbelastungen führen zu einer Schwächung der körpereigenen Abwehr. Diese Schwächung wird als eigentliche Krebsursache angesehen.
Krebsentstehung naturreligiös: Krebs wird mit Schuld assoziiert, das heißt mit dem Übertreten von göttlichen oder moralischen Gesetzen.

Krebsmanifestation naturwissenschaftlich: Krebs ist eine eigenständige, autonome Erkrankung. Im Frühstadium der Erkrankung ist Krebs ein lokales Geschehen. Der übrige Körper ist gesund, eine Immunschwäche besteht nicht.
Krebsmanifestation naturheilkundlich: Krebs ist nicht Krankheit, sondern Symptom. Das Symptom weist auf eine vorbestehende Abwehrschäche hin.
Krebsentstehung naturreligiös: »Mein Krebs ist die Bestrafung für meine Schuld«.

Krebstherapie naturwissenschaftlich: Stahl, Strahl oder Medikament sollen die im Körper vorhandenen Krebszellen vernichten. Gelingt dies, ist die Voraussetzung für Heilung gegeben. Weitere Maßnahmen sind nicht notwendig.
Krebstherapie naturheilkundlich: Stahl, Strahl oder Medikamente können die Krebszellen zwar abtöten, ändern aber nichts an der zugrunde liegenden Krebsdisposition. Zur Heilung braucht es deswegen auch noch die Korrektur der Abwehrschwäche.
Krebstherapie naturreligiös: Zur Heilung muss neben der Tumortherapie eine Entlastung von Schuld erfolgen, zum Beispiel durch Buße oder Wallfahrt.

Das naturheilkundliche und das naturreligiöse Modell erklären zum Beispiel die häufige Frage von Patienten, nachdem ihnen die Diagnose Krebs eröffnet wurde: *Warum denn ich, was habe ich denn falsch gemacht?*

Die Onkologie ist durchwegs der Auffassung, dass Krebs ausschließlich durch die Maßnahmen der wissenschaftlichen Medizin wie Operation, Strahlen- oder Chemotherapie geheilt werden kann. Sie versteht deswegen den eher naturheilkundlich denkenden Patienten nicht, wenn dieser fragt, *was kann ich selbst für mich tun, wie kann ich mein Leben ändern?* Wie oben gesagt, sieht der Patient ja im Gegensatz zum Arzt die Krebsursachen in sich, im Versagen seiner Abwehr, in seiner falschen Lebensweise oder dergleichen. Wenn dann der Arzt antwortet: *Sie können gar nichts für sich tun, leben Sie einfach so weiter wie vorher*, geht diese Aussage völlig am Denkstil des Patienten vorbei. Der Patient reagiert dann so: *Aber weil ich vorher so und so gelebt habe, habe ich doch Krebs bekommen, und jetzt soll ich so weiterleben, wie vorher – dann muss es doch wiederkommen!*

Das Modell der »zwei Ärzte«

Dieses Modell ist für das Verständnis der Denkstile von Krebspatienten, ihren Handlungsmustern und komplementären Therapieerwartungen von zentraler Bedeutung. Es besagt, dass zur Bewältigung der Krebserkrankung zwei Ärzte notwendig sind, der äußere Arzt, die Medizin und der innere Arzt, die körpereigene Abwehr.

Es muss nochmals betont werden, dass Patienten, die ihre eigenen Ressourcen in die Heilung mit einbringen wollen, keine Vorbehalte gegen die schulmedizinische Tumortherapie als solche haben. Vorbehalte bestehen allenfalls gegenüber den unerwünschten Wirkungen der Tumortherapie. Nach Mitteln der KoM wird unter anderem zur Prävention und Therapie derselben gefragt.

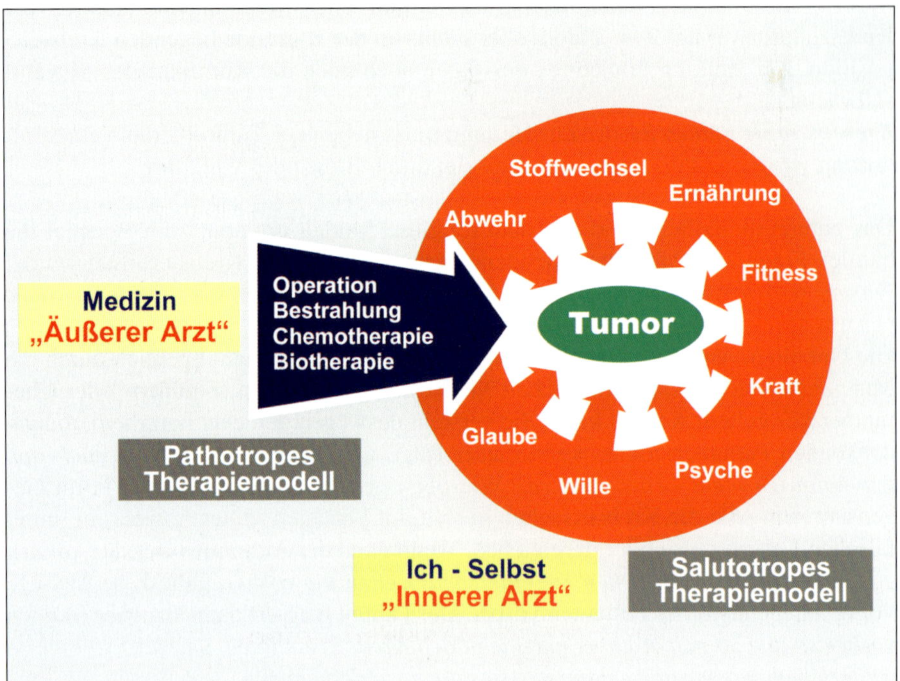

Abb. 2: Das Modell der »zwei Ärzte«

Das Modell der Abwehr

Was kann ich zur Stärkung meiner Abwehr tun? – Diese Frage stellt die überwiegende Mehrheit von Krebspatienten. Sie ist aber auch eine der am häufigsten missverstandenen Fragen.

Die Medizin versteht Abwehr vor allem im immunologischen Sinn. Der Abwehrbegriff von Krebspatienten ist viel umfassender. Krebspatienten bezeichnen damit wahlweise Abwehrvorgänge auf körperlicher, psychischer, geistiger und spiritueller Ebene, oder sie verknüpfen damit Vorstellungen von Reparatur, Regeneration, Rehabilitation, Wappnung gegen erneute Krankheitsschübe etc.

Häufig verweist diese Frage nach Mitteln zur Abwehr aber auf etwas ganz Anderes; sie kann ein Signal einer tiefen Verzweiflung sein, ein Schrei, der aus dem Gefühl des hilflosen Ausgeliefertseins heraus kommt und sagen will, *wie kann ich mich in meiner Situation besser wehren gegen Ängste, Schuldgefühle, Panikattacken, Resignation, soziale Isolierung, Hoffnungslosigkeit.*

Wenn ein Patient im KoM-Gespräch nach einem Mittel zur Stärkung der Abwehr fragt, wäre daher zunächst zu klären, was er genau unter diesem Begriff Abwehr versteht oder was er mit einem Mittel zur Stärkung der Abwehr denn gerne erreichen möchte.

- **Immun-Abwehr von Krebs**
- **Andere körperliche Abwehrmechanismen**
  - **gesunde Organe**
  - **intakter Stoffwechsel**
- **Geistige Abwehr**
  - **bewusste Verleugnung**
  - **Aggression**
- **Psychische Abwehr**
  - **Coping-Stile**
  - **Initiative zur Selbsthilfe**
- **Abwehr von**
  - **Angst**
  - **sozialer Isolation**
  - **der Rolle des passiven Opfers**

Abb. 3: Das Modell der »Abwehr«

Das Modell Selbsthilfe

Auch der Begriff der Selbsthilfe wird von kompetenten Patienten inhaltlich wesentlich umfassender gesehen, als es zunächst scheint. So ist Selbsthilfe nicht nur eigenes Handeln in Ergänzung zum medizinischen Tun, sondern auch ein archetypisches Verhaltensmuster nach dem Motto *hilf dir selbst, dann hilft dir Gott.*

Entsprechend kann es ein guter Grund sein, ein Mittel der KoM zu verordnen – nicht wegen der pharmakologischen Wirkung dieses Mittels an sich, sondern um den Patienten im Gefühl zu stärken, *das Heft des Handelns in der Hand zu behalten.*

Mittel zur Selbsthilfe

Im Laienverständnis sind die im Rahmen der Selbsthilfe angewendeten Mittel, Verfahren und Programme (KoM, Ernährung, Fitness, soziales Netz, Meditation etc.) ebenfalls mehr als nur Mittel zum Zweck. Sie haben auch die Funktion als Mittler. Sie vermitteln, wie am besten am Beispiel der Homöopathika gezeigt werden kann, die Gegenwart des Wirkmächtigen.

Evidenzbasierte Komplementärmedizin (EbK)

Die im Kontext der Selbsthilfe geforderte KoM ist nicht nur konstitutiver Bestandteil im Konzept der Krankheitsbewältigung kompetenter Patienten, sondern auch ein Rechtsgut. Denn jeder Patient hat das Recht, gemäß eigenen Überzeugungen etwas für sich tun.

Dieses ausdrückliche Patientenrecht der Wahlfreiheit der Selbsthilfemittel kollidiert immer wieder mit dem »ärztlichem Gewohnheitsrecht«, das darin besteht, nur den schulmedizinischen, in klinischen Studien geprüften Therapiekanon (EbM = Evidenzbasierte Medizin) als Handlungsstandard anzuerkennen, während alles andere aber, dessen Wirksamkeit nicht im Rahmen klinischer Studien belegt ist, als Paramedizin abgelehnt wird.

Nun sind aber die Zeiten vorbei, wo Patienten, sich auf unkontrollierbare Heilsversprechungen einlassend, Mittel der KoM mehr oder weniger unkritisch anwenden. Daten zur Wirksamkeit, Sicherheit, Verträglichkeit und Dauer der Anwendung werden von kompetenten Patienten heute ebenso für komplementäre wie für schulmedizinisch angewendete Mittel und Verfahren gefordert.

In dieser Hinsicht begegnen sich nun Schulmedizin und KoM. Das Vorliegen belastbarer Daten zur EbK erleichtert es Ärzten, Gesetzgebern und Krankenkassen sich diesem Segment der KoM zu öffnen. Ob sich der Begriff EbK in der Medizin durchsetzen wird, oder ob die Mittel der EbK von der Medizin der Supportivmedizin zugerechnet werden, bleibt abzuwarten. Wichtig erscheint heute, dass mit der EbK eine Brücke zwischen den komplementären Wirklichkeiten von Arzt und Patient geschlagen werden kann.

Literatur

1. Höckel M.; Nagel G., Heckl U.: Der Krebspatient in der Apotheke. Therapiestandards, Unkonventionelle Mittel, Pharmazeutische Betreuung. DAV Stuttgart 2003
2. Holzhauer P., Gröber U.: Checkliste Komplementäre Onkologie. Hippokrates Stuttgart 2010
3. Department of Health DHO. The expert patient: A new approach to chronic disease management for the 21st century. DHO London 2001
4. Scheibler F.: Shared decision making. Hans Huber Bern 2004
5. Klusen N., Fliessgarten A., Nebling Th. Hrsg: Informiert und selbstbestimmt. Der mündige Bürger als mündiger Patient. Nomos Baden-Baden 2009
6. Bopp A., Nagel D., Nagel G.: Was kann ich selbst für mich tun. Patientenkompetenz in der modernen Medizin. Rüffer&Rub. Zürich 2005
7. Nagel G., Theobald S. et. al.: Patientenkompetenz: Begriffsbestimmung und prognostische Relevanz bei Krebs – Ergebnisse einer Umfrage. DZO 36 110–117 (2004)
8. Unger C., Weis J. Hrsg: Onkologie. Unkonventionelle und supportive Therapiestrategien. DAV Stuttgart 2005
9. Kranich C.: Patientenkompetenz. Was müssen Patienten wissen und können. Bundesgesundheitsblatt 10 950–956 (2004)

3. Beratung, *Selfempowerment* und Komplementärmedizin: Erfahrungen aus der Praxis

Festlegung der Ziele des Beratungsgesprächs über Komplementärmedizin
Wenn Patienten eine Krebsberatung in der Apotheke suchen und dabei vielleicht erst einmal nach Mitteln der KoM fragen, so heißt dies noch nicht, dass die KoM wirklich das Kernanliegen dieser Patienten ist. Es heißt dies lediglich, dass sie selbst etwas für sich tun möchten. Entscheidend für die richtige Patientenberatung ist dann nicht der Griff in die Schublade der KoM, sondern vor allem einmal die Klärung der Frage, warum denn komplementäre Mittel verlangt werden und welche Ziele durch die Anwendung derselben erreicht werden sollen.

Dem eigentlichen Gespräch über die Mittel und Möglichkeiten der KoM geht also in der Regel ein Gesprächsabschnitt voraus, in dem die wirklichen Ziele und Anliegen des Rat suchenden Patienten herausgearbeitet werden müssen. Dabei sind vor allem zu klären:

- Welche Krankheit liegt überhaupt vor?
- Was empfindet der Patient als besondere Belastung?
- Welche Motive veranlassen den Patienten den Rat zu KoM zu suchen?
- Was möchte der Patient mit der KoM erreichen?
- Welche Initiativen hat er bereits ergriffen und welche Ziele hat er dabei verfolgt?
- Hat der Patient bereits eigene Vorstellungen zur Wahl der KoM entwickelt?

Dieses erste, orientierende Gespräch dient auch dem Aufbau einer ersten Vertrauensbasis. Der Berater hört aktiv zu. Er stellt immer wieder einmal kurze Gegenfragen im Stile: *Habe ich Sie richtig verstanden, dass ...* Keinesfalls gibt der Berater eine voreilige Meinung ab, ehe er sich nicht im Klaren darüber ist, was der Kunde wirklich will. Und keinesfalls macht er den Kardinalfehler, dem Kunden gleich mit einer demotivierenden Aussage zu kommen – selbst wenn er als Berater recht zu haben glaubt.

Beispiel: Bei der Erstorientierung fragt der
Berater: Haben Sie selbst schon an ein bestimmtes KoM gedacht?
Kunde: Ja, ich möchte wissen, ob mir Mistel hilft.
Berater: Was würden Sie sich denn von der Mistel versprechen?
Kunde: Die Mistel soll natürlich meinen Krebs heilen.
Berater: Da muss ich Sie leider gleich enttäuschen – Mistel ist kein Krebsmittel.
Kunde ist enttäuscht. Er verliert den Faden und wahrscheinlich auch das Zutrauen.

Tatsächlich ist dieses Gespräch aber so verlaufen:
Berater: Haben Sie selbst schon an ein bestimmtes KoM gedacht?
Kundin: Ja, Ich möchte wissen, ob mir Mistel hilft.
Berater: Was würden Sie sich denn von der Mistel versprechen?
Kundin: Die Mistel soll natürlich meinen Krebs heilen.
Berater: Ich kann das gut verstehen. Diese Hoffnung besteht immer. Darf ich Sie trotzdem fragen, ist die Heilung im Moment Ihr wichtigstes Anliegen, oder gibt es da noch andere Dinge, die Sie beschäftigen?
Kundin: Also, wenn Sie mich schon so fragen, eigentlich habe ich Angst, dass ich die Chemotherapie nicht richtig vertrage.
Berater: Wäre es Ihnen dann recht, wenn wir uns darüber unterhalten, wie man die Verträglichkeit der Chemotherapie verbessern kann?
Kundin: Ja .... Gibt es denn da wirklich Möglichkeiten?
Berater: Dazu müsste ich genau wissen, welche Medikamente Sie bei der Chemotherapie bekommen. Haben Sie die Liste dieser Mittel zufällig dabei?
Kundin: Nein, das weiß ich auch nicht, aber ich kann mich gleich morgen erkundigen.
Berater: Da würden Sie uns beiden aber einen großen Gefallen tun. Ich mache Ihnen folgenden Vorschlag: Sie lassen sich vom Arzt das Therapieschema geben, und dann schauen wir uns das ganz genau an. Ich nehme mir gerne etwas Zeit für Sie – sagen wir morgen Mittag gegen 12 Uhr, wenn es hier etwas ruhiger ist und wir uns in Ruhe unterhalten können? Ginge das?
Kundin: Jetzt fällt mir aber ein Stein vom Herzen. Vielleicht muss es ja gar nicht die Mistel sein, ich hasse nämlich Spritzen. Also bis dann.
Dieses erste Kontaktgespräch dauerte wenige Minuten. Die Kundin weiß jetzt, wo sie im Sturm vor Anker gehen kann. Sie wird nochmals über ihre Ziele nachdenken. Sie wurde darin bestärkt, einen aktiven Beitrag zu leisten.

Vorbereitung des Kunden auf das Beratungsgespräch

Es geht meistens nicht so schnell, wie im oben genannten Beispiel, die Gesprächsziele zusammen mit dem Kunden zu eruieren. Im Gegenteil, man kann damit so viel Zeit verlieren, dass beiden, Kunde und Berater, die Geduld ausgeht. Viele Kunden stehen auch unter besonderem Druck im Beratungsgespräch (beim Arzt noch mehr als beim Apotheker). Klares, rasches Denken und Antworten kann dann erheblich gestört sein.

Deswegen sind professionelle Berater dazu übergegangen, den Erstkontakt wirklich nur kurz zu halten, einen zweiten Termin zu vereinbaren und dem Kunden ein paar Fragen mit auf den Weg zu geben, die er sich zu Hause in aller Ruhe überlegen kann.

In der eigenen Beratungspraxis gehen wir grundsätzlich so vor: Die Patienten melden sich telefonisch an und bekommen einen Beratungstermin. Zugleich wird ihnen ein Fragebogen zur Vorbereitung auf das Gespräch geschickt. Die Patienten sollen aufschreiben, was sie genau von uns wissen wollen und erwarten. Auf der Basis dieses Fragebogens verläuft das Gespräch dann viel zielgerichteter und zeitsparender, als wenn der Patient seine Gedanken erst beim Reden ordnen muss.

Arbeitsblatt Krebsabwehr

Das Arbeitsblatt Krebsabwehr legen wir dem Patienten in der Regel schon kurz nach Beginn des Gesprächs vor. Wir erklären ihm kurz den Inhalt:
Blau ist die Medizin mit ihren Möglichkeiten der Tumortherapie. Diese Therapien sind Standards und entsprechenden den neuesten Ergebnissen der klinischen Krebsforschung. Die Medizin verfolgt vor allem ein Ziel (dicker Pfeil), sie will den Tumor *grün* bestehend aus den Krebszellen zerstören. Wir reden vom äußeren Arzt.
Rot, das sind Sie, der Patient. Hier sind die Felder noch leer, wir wollen gleich Ihre »Mittel und Kräfte«, also Ihre Ressourcen in diese Felder eintragen.
Wir wollen dann im *grauen* Feld notieren, ob Sie Ihre Energien zur Krankheitsbewältigung richtig einsetzen, oder ob solche Energien unnötig verloren gehen (Stress, Schuld, Mobbing etc.).

Und nun eine Frage: Was glauben Sie, sind zur Krankheitsbewältigung die Bemühungen des äußeren Arztes ausreichend oder braucht es dazu auch den inneren Arzt? Krebspatienten, die im Frühstadium der Erkrankung zur Beratung kommen, sagen fast alle, dass es beide Ärzte, den äußeren und den inneren braucht.

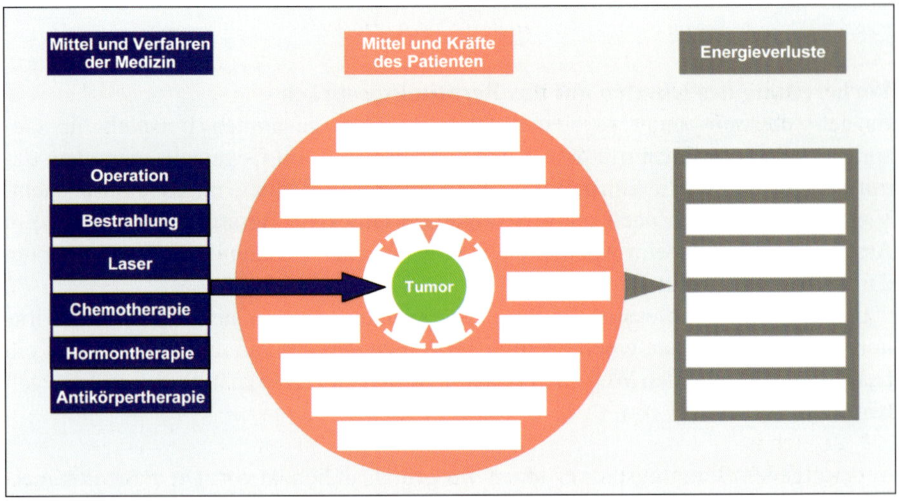

Abb. 4: Arbeitsblatt Krebsabwehr

Auch wenn sich die meisten Patienten anhand dieses Arbeitsblatts recht spontan und eindeutig zum sog. »2-Ärzte-Modell« bekennen, wird ihnen doch erst beim Anblick dieses Blatts bewusst, wie sie eigentlich denken.

Im weiteren Gesprächsverlauf wird dann nicht mehr über die Mittel und Verfahren der Medizin geredet. Die Aufgabe, die weißen Felder im roten Kreis zu füllen, rückt ganz in den Mittelpunkt des Interesses.

Das Arbeitsblatt Krebsabwehr dient auch dazu, das Gespräch über die KoM zu eröffnen. Es wird klar kommuniziert, dass KoM nichts mit Alternativmedizin zu tun hat, kein Ersatz für die schulmedizinische Tumortherapie ist und nicht dem blauen Therapiefeld zuzuordnen ist. Sondern die KoM wird dem roten Kreis zugeordnet und dient hauptsächlich dem Zweck, den Patienten zu unterstützen, die Ressourcen des Patienten zu stärken und den Körper in die Lage zu versetzen, mit der Tumortherapie und ihren Folgen noch besser umzugehen.

Weiterhin wird erklärt, warum schulmedizinische Onkologen der KoM oft reserviert gegenüberstehen. Sie möchten nämlich nicht, dass Mittel der KoM negative Einflüsse auf die Wirksamkeit der Tumortherapie nehmen. Dies könne durchaus auch einmal möglich sein. Andererseits gäbe es in der KoM auch unbedenkliche, ja sogar zahlreiche nützliche Mittel und Verfahren, und es seien diese, die von verantwortungsbewussten Apothekern und anderen Beratern auch in erster Linie angewendet würden.

Schließlich leitet das Arbeitsblatt Krebsabwehr zum wichtigsten Teil der Beratung zum *Selfempowerment* über, nämlich die Ressourcensuche.

Die KoM-Beratung ist im Idealfall nur ein Bestandteil der umfassenden Ressourcen-Beratung

An dieser Stelle müssen wir uns noch einmal daran erinnern, welches das Kernanliegen der Krebspatienten ist, die in der Apotheke Rat zur Patientenkompetenz und zur Selbsthilfe sowie zum *Selbstempowerment* und zur KoM suchen. Das Kernanliegen ist die Stärkung des »inneren Arztes«, mit welchen Mitteln auch immer.

Der große Arzt Paracelsus hat einmal gesagt: *Die Kraft des Arztes liegt im Patienten.* Er wollte damit genau das ausdrücken, wovon Patienten ebenfalls überzeugt sind. Die richtige Medizin besteht nicht nur darin, die Mittel und Verfahren der Medizin, sondern auch die Kräfte der Genesung und Selbstheilung des Patienten richtig zu nutzen. Die KoM ist eine Medizin, die an diese Kräfte oder Ressourcen appelliert. Das Abwehrpotenzial umfasst viele Ressourcen. Die KoM ist zu nichts anderem da, als diese Ressourcen zu unterstützen (Phytotherapeutika) oder auch Fehlendes zu ersetzen (Mikronährstoffe). Die KoM ist im Idealfall nur ein Bestandteil der Ressourcen-Beratung, die umfassend zu sein hat.

Natürlich ist es bequem, den Rat suchenden Patienten mit einem einfachen Mittel aus der KoM zu versorgen – und vielleicht sind viele Patienten damit auch ganz zufrieden. Wenn man aber wirklich an das Konzept der »2 Ärzte« und damit an ein komplex reguliertes System der Abwehr des Organismus glaubt, wird man die KoM auch in eine umfassendere *Empowerment*-Beratung einbinden.

Kompetenz- und Ressourcenberatung: Wichtigste Themen

In Abb. 5 sind die wichtigsten Felder zusammengefasst, auf die bei der Ressourcenorientierten Beratung eingegangen wird.

Das Arbeitsblatt eignet sich vor allem für Patientenberater, welche die KoM-Beratung in ein umfassenderes Konzept der Beratung zum *Selfempowerment* einbinden wollen.

Im Apothekenalltag dürfte es wahrscheinlich nur selten gelingen, ein Ressourcenorientiertes Patientengespräch zu führen, in dem alle diese möglichen Ressourcenfelder durchgesprochen werden. Wer darin einigermaßen routiniert ist, braucht dazu mindestens 90 Minuten konzentrierte Gesprächszeit.

Man kann dieses Blatt in der Apotheke dennoch gut verwenden, auch wenn die Beratungszeit limitiert ist. Der Apotheker kann es zum Beispiel für seine Zwecke und seinen Schwerpunkten entsprechend vereinfachen. Er kann es auch mit einem Beiblatt versehen, in dem die nicht ohne Weiteres verständlichen Begriffe laienverständlich erläutert werden. Und dann kann er das Ressourcenschema samt Beiblatt seinem Kunden mitgeben und ihm die »Hausaufgabe« stellen, sich Feld für Feld zu überlegen, worüber er, der Kunde, beim nächsten Gespräch gerne reden würde.

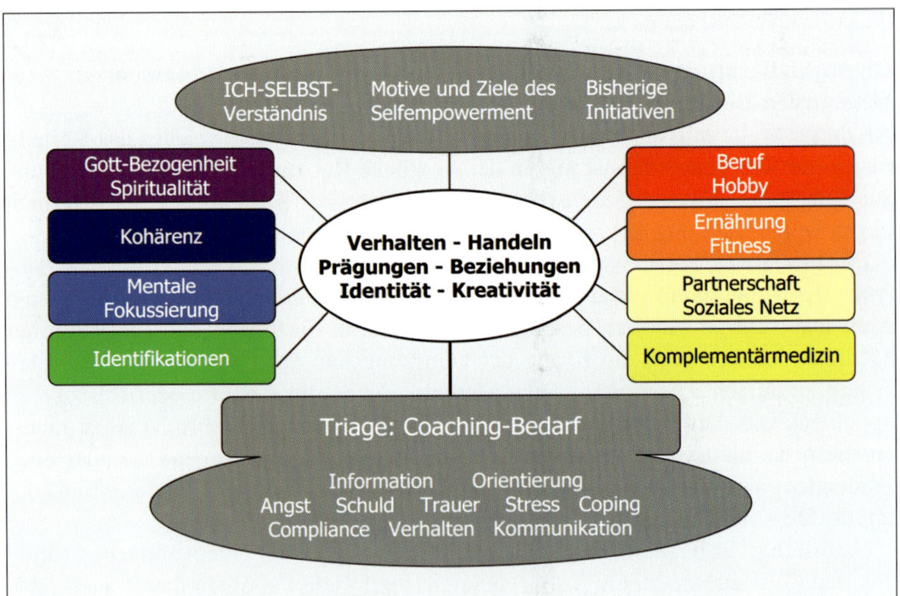

Abb. 5: Kompetenz- und Ressourcenberatung: Wichtigste Themen

Auf diese Weise wird beim Kunden ein Prozess der Selbstreflexion über die eigenen Ressourcen angeregt. Erfahrungsgemäß kommen die meisten Kunden dann mit einer sehr reduzierten Themenliste wieder zum nächsten Gespräch. Auf dieser Liste stehen in der Regel ganz oben: Ernährung; Fitness; Komplementärmedizin sowie Stichworte, die dem psychoonkologischen Bereich zuzuordnen sind. Und damit hält sich die weitere Beratung zu den Ressourcen in der Apotheke in engen, machbaren Grenzen, zumal die Beratungsmodule Ernährung und Fitness sehr gut standardisiert oder sogar in Kurzbroschüren gefasst werden können.

In Abb.5 bezeichnet das mit Triage überschriebene Feld ein weiteres wichtiges Ziel der Beratung zur Patientenkompetenz, nämlich die Klärung der Frage, ob der Patient im Anschluss an die Erstberatung von bestimmten Spezialisten im Sinne eines Coaching weiter beraten werden sollte.

Und schließlich noch ein paar Worte zu Themen, die ebenfalls spezieller Beratungskompetenz bedürfen und Zugänge zu den Verhaltensmustern, Prägungen und zur Identität des Patienten ermöglichen können:

Identifikationen: Der Patient wird nach Leitbildern, besonderen Personen, Lebenszielen oder Werten gefragt, mit denen er sich identifiziert.
Mentale Fokussierung: Eine der Neurosomatik zugehörige Methode, die der Verankerung innerer Bilder zur Veränderung von Lebenseinstellungen dient.
Kohärenz: Ein aus dem Salutogenesekonzept von Antonovsky stammender Begriff, der mit der Fähigkeit zusammenhängt, unter widrigen Bedingungen Überlebensstrategien zu entfalten.
Spiritualität: Die Frage nach den Fähigkeiten glauben, vertrauen, hoffen und sinngebend leben zu können.

Es versteht sich von selbst, dass in einem derartigen Ressourcengespräch nur wenige Hinweise zur Stärkung der Ressourcen gegeben werden können. Das ist auch nicht der Sinn desselben. Beim nach Abb. 5 ablaufenden Ressourcengespräch geht es vielmehr um die Ressourcensuche. Ziel ist es, dass sich der Patient im Gespräch der Themenfelder oder Ressourcen bewusst wird, auf die er im Rahmen des *Selfempowerment* schwerpunktmäßig setzen will. Der Berater geht in diesem Gespräch streng nach den Regeln des nicht direktiven Scouting vor. Das heißt, seine Funktion ist die eines Pfadfinders, der mit dem Patienten zusammen nach den im Patienten selbst liegenden Möglichkeiten der Krisenbewältigung sucht.

Wenn das Beratungsgespräch gut gelungen ist, geht der Patient oder Kunde daran anschließend mit klaren Vorstellungen nach Hause, wie er sein Leben von nun an gestalten kann, sodass es wieder lebenswert ist.

»Der Patientenbrief«, ein wichtiger Beitrag zur Nachhaltigkeit der Ressourcenberatung

Da Krebspatienten kurz nach der Diagnosestellung oder in der Phase der laufenden medizinischen Tumortherapie vielfältig belastet sind und sehr oft »ihren Kopf nicht frei haben«, ist es natürlich gut zu verstehen, dass sie nicht immer alles aufnehmen oder schnell Vieles wieder vergessen können, was mit ihnen besprochen wurde. Deswegen hat es sich bewährt, den Patienten zu den besprochenen Themen auch schriftliches Material mit auf den Weg zu geben. Zu diesem Zweck gibt es viele gute Broschüren, zum Beispiel die Schriftenreihen der Krebshilfe des Bundes oder der Länder.

Wer es sich aber leisten kann, der fasst das Patientengespräch zu den Ressourcen oder zur KoM in einem Patientenbrief zusammen, der dem Patienten innert weniger Tage nach dem Gespräch zugestellt wird.

In der eigenen Beratungspraxis gehört der Patientenbrief obligat zum Beratungskonzept. Einer der großen Vorteile solch eines Briefes ist der, dass sich der Patient während der Beratung voll auf das Gespräch konzentrieren kann ohne sich Notizen machen zu müssen. Der Patientenbrief enthält dann alle besprochenen Punkte im Sinne eines Gesprächsprotokolls, und er ergänzt das Besprochene mit weiteren Empfehlungen, die im Beratungsgespräch nicht mehr Platz hatten. Viele dieser Empfehlungen entsprechen bestimmten Standards, die in Form von Textblocks in den Patientenbrief eingebaut werden können.

Ein Beispiel für einen derartigen Textblock ist die folgende Tabelle mit den dazugehörigen Kommentaren, die in dieser Form praktisch in jeden Patientenbrief aufgenommen werden:

Ressourcen: In den Patientenseminaren der Stiftung Patientenkompetenz werden wir immer wieder um eine schematische Einteilung der möglichen Ressourcen der Widerstandskraft gebeten. Diese Liste soll Ihnen helfen, sich der persönlichen Ressourcen noch systematischer bewusst zu werden. Mit der unten folgenden Tabelle wird ein solcher Versuch der Gliederung möglicher Ressourcen gemacht.

Bereiche und Ressourcen der Widerstandskräfte: Es handelt sich bei den Stichworten zu den Energie-Quellen und Energie-Verlusten um Beispiele und Anregungen zur eigenen, weiteren Reflexion. Jeder Mensch wird von diesen Stichworten einige streichen und andere hinzufügen können. Auch die Bewertung der Bedeutsamkeit der Beispiele kann nur individuell vorgenommen werden.

Energie-Bereiche	Energie-Quellen	Energie-Verluste
Körperlicher Bereich	Ernährung • Fitness • regulierter Stoffwechsel • gesunde Organfunktionen • Wohlbefinden	Mangel an Ruhe und Schlaf Alkohol Nikotin Sucht
Mentaler Bereich	Wissen • Motivation • Ausdauer • Identität • Können • Selbstbewusstsein Wille • Visionen	Resignation Unsicherheit Gedankenkreisen
Psychischer Bereich	Ruhe • Ausgeglichenheit • Ich-Stärke Kohärenzgefühl* • Krisen-Erfahrung	Ängste Stress Verunsicherung Verzagtheit
Spiritueller Bereich	Religion • Glauben • Vertrauen • Gebete Liebe • Fürbitten • Gott • Schutzengel • Sinn-Gebung	Hadern Zorn Schuldzuweisungen
Sozialer Bereich	Familie • Partner • Freunde • Beruf • Selbsthilfe-Gruppen • soziales Engagement	Vereinsamung Isolierung Problem-Beziehungen

* Kohärenzgefühl = Fähigkeit, in Belastungssituationen ein Gefühl von Verstehbarkeit, Sinnhaftigkeit und Handhabbarkeit zu entwickeln (Bestandteil des Salutogenesekonzeptes nach Aaron Antonovsky).

4. Komplementärmedizin in der Apotheke: Praktische Empfehlungen

Aus der Fülle selektionieren, EbK

Zur KoM werden viele Hundert einzelne Substanzen aus den besonderen Therapierichtungen der anthroposophischen Medizin, Homöopathie, Phytotherapie, TCM und anderen Medizinsystemen gezählt.

Wer sich nicht selbst auf eines dieser Gebiete spezialisiert hat, ist vom breiten Angebot meistens überfordert. In der Arztpraxis hat es sich daher bewährt, die Patienten, die etwas Spezielles aus der einen oder anderen besonderen Therapierichtung anwenden möchten, einem verlässlichen Vertreter dieser Therapierichtungen zu überweisen.

Weiterhin hat die Praxiserfahrung gezeigt, dass man im onkologischen Alltag in der KoM-Beratung mit einer handvoll Medikamente auskommt.

Geht es um phytotherapeutische Indikationen, so haben sich Frauenärzte, Hautärzte, Gastroenterologen, Psychiater und andere ihre eigene, kleine Palette an Präparaten zugelegt, mit der sie vertraut sind und mit der sie auch auskommen. Darüber hinaus haben Krebspatienten längst gelernt, dass sich Apotheker viel besser in der Phytomedizin auskennen als die meisten Ärzte, und sie wählen entsprechend den direkten Weg in die Apotheke.

In den letzten Jahren zeichnet sich ein neuer Trend bei Krebspatienten ab, der die Beratung in der KoM sehr erleichtert. Wie oben bereits erwähnt fragen Patienten nämlich immer häufiger nicht nach irgendeinem Mittel der KoM, sondern gezielt nach Mitteln der EbK.

Mikronährstoffe (MnSt): Prototyp der evidenzbasierten Komplementärmedizin (EbK)

Sucht man im breiten Spektrum der KoM nach den Substanzen, die den Ansprüchen der EbM und den Kriterien der Wirksamkeit, Sicherheit und des Nutzens am ehesten entsprechen, dann stehen MnSt ganz oben auf der Liste. Keine anderen Mittel der KoM sind auch nur annähernd so gut beforscht und dokumentiert worden wie MnSt. In der Tat so gut, dass es einen wundert, warum MnSt immer noch zur KoM und nicht schon längst zum Therapiekanon der schulmedizinischen Supportivtherapie gerechnet werden.

In Abb. 6 findet sich eine Definition von MnSt. Zum gründlichen Studium der KoM gibt es heute sehr gute synoptische Werke, die im Literaturverzeichnis am Schluss dieses Beitrags aufgeführt werden.

In der eigenen Beratungspraxis haben wir bis vor wenigen Jahren den Patienten in der Regel etwa fünf oder sechs verschiedene Mittel der KoM zur persönlichen Auswahl vorgelegt. Dann begannen Patienten immer häufiger nach unserer persönlichen Meinung zu fragen, was wir als im kritischen wissenschaftlichen Denken geschulte Ärzte empfehlen würden, ob es Ergebnisse zu diesen Mitteln aus klinischen Studien gebe, welche Wirksamkeit und welchen Nutzen sie als Patienten denn erwarten könnten. Damit war es dann auch für uns vorbei, irgendein Mittel etwa nach dem Motto zu empfehlen »nützt es nicht, so schadet es wenigstens auch nicht«.

Heute erwähnen wir beim Beratungsgespräch zu KoM außer MnSt in der Regel ausser Phytopräparaten zur gezielten Symptombehandlung (zum Beispiel Salvia bei Stomatitis) nur noch zwei andere Substanzgruppen, Mistelpräparate und Enzyme, deren Anwendung sich ebenfalls in bestimmten engen Indikationen basierend auf wissenschaftlichen Daten rechtfertigen lässt.

- 13 Vitamine
- Mineralstoffe (6 Mengen- und 31 Spurenelemente)
- Fettsäuren (z.B. ω-3 Fettsäuren)
- Aminosäuren (z.B. L-Arginin, L-Glutamin)
- Vitaminoide (z.B. Coenzym Q_{10}, L-Carnitin)
- sekundäre Pflanzenstoffe (z.B. Lycopin)

Abb. 6: Mikronährstoffe – Definition

Akzeptanz von Mitteln der KoM, speziell MnSt

Die Akzeptanz von MnSt zur komplementären Therapie bei Krebspatienten ist sehr gut.

Die Auswertung der letzten 400 Patientinnen mit Brustkrebs, die kurz nach der Diagnosestellung zur Kompetenz- und Selfempowerment-Beratung in unsere Praxis kamen, hat ein ganz klares Bild zu den Präferenzen der Patientinnen vermittelt.

Von 400 Patientinnen wünschten 392 eine KoM-Beratung. Vor der Beratung waren es etwa 60% der KoM-Anwenderinnen, die sich bereits für MnSt entschieden hatten. Nach der Beratung war diese Zahl auf über 90% gestiegen.

Thema	n Patientinnen	%
◎ **Patientin wünscht KoM-Beratung**	**392**	**98**
◎ **Anwendung KoM vor der Beratung total**	**171**	**42,8**
- KoM ohne MnSt	68	39,8
- Div. KoM incl. MnSt	65	38
- Nur MnSt	38	22,2
◎ **Anwendung KoM nach der Beratung total**	**374**	**93,5**
-KoM ohne MnSt	17	4,5
-Div. KoM incl. MnSt	31	8,3
-Nur MnSt	326	87,2

Abb. 7: Akzeptanz von Mitteln der Komplementärmedizin (KoM), speziell Mikronährstoffe (MnSt) (Mamma-Ca, M_0, n=400)

Akzeptanz von Rezeptur-Mikronährstoffen

Das Dilemma des Beraters, der Präparatempfehlungen zu KoM abgeben soll, gilt nicht nur für KoM allgemein, sondern auch für den Spezialfall der MnSt.

Klar ist, dass MnSt in Monotherapie nur noch bei klarer Indikation gegeben werden sollen, zum Beispiel Na-Selenit bei Selenmangel. Wenn es überhaupt Daten zu möglichen Negativwirkungen von MnSt gibt, dann nur, wenn Einzelsubstanzen, Vit. E oder Retinoide verabreicht wurden. Derartige Negativwirkungen wurden für MnSt-Kombipräparate hingegen nicht schlüssig belegt. Daher werden in der sog. Routine praktisch nur noch letztere empfohlen.

Eine Sonderstellung innerhalb der Kombipräparate nehmen die Rezeptur-MnSt ein. Deren Besonderheiten sind die Dosierung oberhalb der Schwelle der Nahrungsergänzungsmittel sowie die individuelle Berechnung der Zusammensetzung und Dosierung der MnSt bezogen auf den persönlichen Bedarf.

Eine weitere Besonderheit der Rezeptur-MnSt ist deren ausgesprochen hohe Akzeptanz durch Krebspatienten selbst, nachdem der Berater erklärt hat, wie die Rezeptur zustande kommt.

Die Daten in Abb. 8 basieren wie in Abb. 7 auf der Beratung von 400 Patientinnen mit Brustkrebs aus der eigenen Beratungspraxis. Im Beratungsgespräch hatten die Patientinnen die Wahl zwischen einem Tabletten Standard MnSt-Gemisch einerseits und einem Rezeptur-Pulver andererseits. Die überwiegende Zahl der Patientinnen wählten Rezeptur-MnSt. Diese werden heute auch in sehr gut verträglichen Formen angeboten, sodass die Abbruchquote wegen Unverträglichkeit selbst bei dieser Patientengruppe mit häufigen, Chemotherapie-bedingten Problemen des Verdauungstraktes sehr niedrig ist.

Thema	bei Beratung	nach
Durchschnittliche Zahl von KoM-Mitteln	**4,4 (1-18)**	**1,5 (1-4)**

Thema	Empfehlung	Anwendung
Rezeptur-MnSt: Akzeptanz		
- neu empfohlen	n= 326	n= 269 (83%)
- Weiterführung Rezeptur-MnSt	n = 18	n= 18 (100%)
Rezeptur-MnSt: Abbruchgründe		
-GI-Unverträglichkeit	n= 14	30/269 (11%)
-Geschmack/Aversion/Motivation	n= 10	
-Kosten, andere Gründe	n= 6	

Abb. 8: Akzeptanz von Rezeptur-Mikronährstoffen (Mamma-Ca, M_0, n=400)

Wie hoch die Akzeptanz der MnSt und das große Vertrauen der Patienten in die MnSt bei zumindest der hier erfassten Patientinnengruppe ist, geht auch noch aus einer anderen Zahl hervor. Die KoM anwendenden Patientinnen nahmen nämlich vor der Beratung im Durchschnitt 4,4 verschiedene KoM-Mittel ein, nach der Beratung hingegen im Durchschnitt nur noch 1.5 KoM-Mittel.

Generierung der Magistral-Rezeptur und offene Fragen

Zur Generierung der Magistralrezeptur gibt es verschiedene Modelle und Algorhitmen. In unserem Fall hat die Stiftung Patientenkompetenz Schweiz gemeinsam mit einem führenden MnSt-Pharmaunternehmen der Schweiz, der Firma Burgerstein, eine große Datenbank geschaffen, die wir als Rechen- und Referenzzentrum zur Generierung der individuellen Rezepturen in der Praxis benutzen.

Aus Abb. 9 geht hervor, dass zur Generierung der Magistral-Rezeptur Daten aus Lifestyle-Erhebungen des Patienten, aus der wissenschaftlichen Literatur, den medizinischen Informationen zu Krankheits- und Therapieparametern sowie der MnSt-Analytik im Blut zusammengeführt werden.

Auch in Deutschland gibt es verschiedene Anbieter von Rezeptur-MnSt, die im Internet leicht gefunden werden können.

Nicht unerwähnt bleiben darf, dass es zur Anwendung der hier beschriebenen Rezeptur-MnSt noch zahlreiche offene Fragen gibt. Die wichtigste Frage betrifft die Wirksamkeit. Zwar liegen Erfahrungswerte aus der Praxis vor, die für Wirksamkeit, Nutzen und Sicherheit dieser MnSt-Form sprechen, aber dazu fehlen noch prospektive Studien.

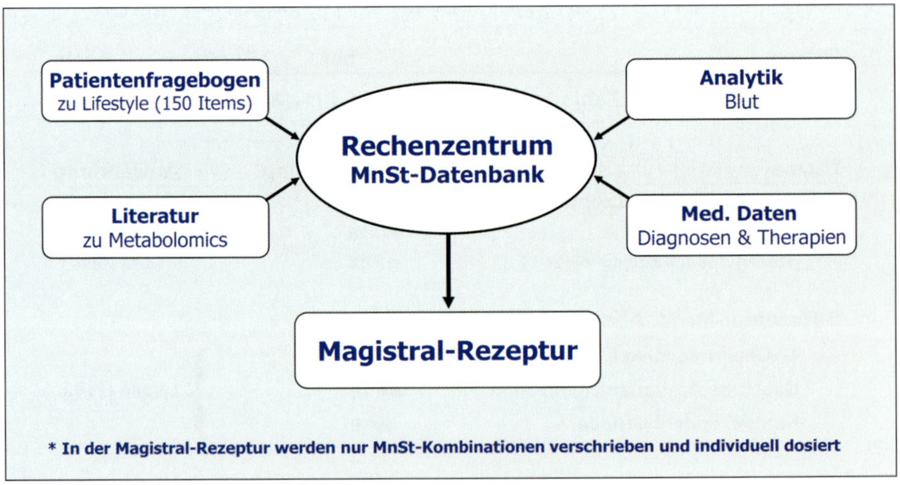

Abb. 9: Generierung der Magistral-Rezeptur* für Mikronährstoffe

Stellenwert der MnSt-Blutanalytik

Auch die häufige Frage, welche Blutanalysen bei Krebspatienten vorgenommen werden sollen, um die Versorgungslage des Körpers mit MnSt abzuschätzen, um daraus den Bedarf für eine gezielte Supplementierung abzuleiten, kann bisher nur teilweise beantwortet werden. In der sog. medizinischen Routine lässt sich die Bestimmung von Selen- und Vit D3-Blutspiegeln sehr gut rechtfertigen. Zwar wird immer wieder empfohlen, man solle ein breites Spektrum an immunologischen, endokrinen und metabolischen Parametern zur Bestimmung der Versorgungslage mit MnSt erheben – aber hinter solchen Empfehlungen steckt bisher kein wissenschaftlich belastbares Rationale und schon gar kein Nutzensbeweis aus klinischen Studien.

Im Rahmen unseres Vorgehens zur Generierung der MnS-Magistral-Rezepturen beschränken wir uns zurzeit auf die Blutparameter 25-(OH)-Vit D3; L-Carnithin; CRP ultrasensitiv sowie Selen, Zink und Magnesium im Vollblut.

Die schriftliche Patienteninformation zu MnSt

Wie oben bereits erwähnt halten wir es für außerordentlich wichtig, Krebspatienten nicht nur mündlich zum *Selfempowerment* und zur Anwendung von Mitteln der KoM zu beraten, sondern ihnen im Anschluss an das Gespräch auch noch einen Extrakt der wesentlichen Aussagen schriftlich mitzugeben. In der Apotheke kann man sich dabei der Broschüren von Krebsorganisationen bedienen, oder man verfasst selbst griffige Kurzinformationen, die man dem Kunden nach dem Gespräch in die Hand drückt.

Wie gesagt, wir verfassen nach dem Beratungsgespräch einen Patientenbrief enthaltend das Gesprächsprotokoll sowie weitere nützliche Informationen. Allgemeine Informationen werden nach Möglichkeit als standardisierte Textblocks in den Brief eingefügt. Diese Textblocks werden je nach Vorliegen neuer Erkenntnisse laufend aktualisiert.

Der nun folgende, letzte Abschnitt dieses Beitrags ist ein Abdruck des Textblocks zu Mikronährstoffen, wie wir ihn in unseren Arztbrief einfügen. Je nach Patient und individuellen Erfordernissen wird dieser Textblock in einzelnen Punkten variiert, bildet aber dennoch die Basis der Information. Oben wurde auf viele Informationen zu MnSt verzichtet, da diese im folgenden Textblock angesprochen werden.

Textblock zu Mikronährstoffen (MnSt) im Patientenbrief
Wenn man für Sie eine wissenschaftlich begründete, ergänzende Therapie empfehlen sollte, dann sind es in erster Linie Mikronährstoffe (MnSt).
Da jetzt eine ausreichende Versorgung Ihres Körpers mit MnSt zur Unterstützung der Tumortherapie und Prävention von unerwünschten Therapiefolgen von besonderer Bedeutung ist, habe ich dieses Thema bei der Beratung und in diesem Brief besonders ausführlich kommentiert.

MnSt wurden früher zur Komplementärmedizin gezählt, obwohl schon lange bekannt ist, dass ihr Stellenwert in der Krebsmedizin ein anderer ist. Die Rolle von MnSt zur Prophylaxe und Therapie von Folgestörungen der Krebserkrankungen und Krebstherapie ist – und wird heute immer besser – wissenschaftlich abgesichert. Wissenschaftliche Datenbanken erlauben es sogar, den individuellen Bedarf an MnSt, der bei Erkrankungen und in der Folge von Therapien stark erhöht ist, zu berechnen.

Mikronährstoffe allgemein
Definition und Bedarf von Mikronährstoffen (MnSt): Zu den MnSt gehören Vitamine, Phytamine, Mineralstoffe, Spurenelemente, Aminosäuren und ähnliche Substanzen, die für den menschlichen Körper essenziell sind. Das heißt, sie sind unverzichtbare und lebensnotwendige Bestandteile aller Organfunktionen, wie Stoffwechsel, Abwehr, Entgiftung, Energiehaushalt, Wundheilung, Geweberegeneration.
Bei überdurchschnittlichem Stress, bei chronischen Erkrankungen, toxischen Therapien oder auch bei normalen außerordentlichen Körperbelastungen kann es sehr schnell zu einer Mangelversorgung des Körpers mit MnSt kommen. So wäre etwa ein Leistungssportler gar nicht in der Lage, die hohen Strapazen ohne eine gezielte Zufuhr hoher Dosen von MnSt durchzustehen.

Mikronährstoffmangel als ungünstiger Prognosefaktor: Ein Mangel an bestimmten MnSt (zum Beispiel Vit. D-Mangel) kann ein ungünstiger Prognosefaktor sein.

Qualität von Mikronährstoffen: MnSt stellen heute einen riesigen Markt der Medizin, Paramedizin, Gesundheitsindustrie und Nahrungsergänzung dar. Es finden sich im Markt neben seriösen Produkten auch sehr viele Importe und Imitate, deren Qualität angezweifelt werden muss. Die Qualitätssicherung von MnSt für den medizinischen Einsatz stellt an den Hersteller solcher Produkte extrem hohe Anforderungen. Es lohnt sich daher, sich vor der Anwendung von MnSt zur supportiven Krebstherapie bei der Produktwahl vom Arzt oder Apotheker beraten zu lassen.

In der Schweiz legt die Firma Burgerstein besonderes Gewicht auf die Qualitätssicherung nicht nur von MnSt-Produkten, sondern auch die individuelle Kundenberatung sowie die Aktualisierung der wissenschaftlichen Datenlage. Deshalb haben wir von der Stiftung Patientenkompetenz und von der Beratungspraxis aus auch ein Kooperationsprogramm mit Burgerstein ins Leben gerufen.

Tab. 1: Stellenwert der Mikronährstoffe in der Tumortherapie

Ziele der Behandlung	**Medikamente und Therapieformen**			
++ Hauptziel + weitere Ziele – keine Indikation	**Chemo-Therapie** • Hormone • Antihormone • Antikörper	**Supportiv-Therapie** • Schmerzmittel • Antiemetika • EPO	**Mikronährstoff-Therapie*** • Vitamine • Mineralstoffe • Spurenelemente	**Komplementär-Therapie** • Homöopathie • Anthroposophie • Phytotherapie
1. Krebszellen schädigen	++	–	–	–
2. Symptome lindern	+	+	+	–
3. Chemotherapie ergänzen	–	++	+	–
4. Nebenwirkungen verhüten	–	++	++	–
5. Abwehr fördern	–	–	++	+
6. Entgiftung verbessern	–	–	++	+
7. Regeneration unterstützen	–	–	+	+
8. Kompetenz fördern	–	–	+	++
9. Psychologische Hilfe	–	–	+	++
10. Lebensqualität heben	+	+	+	+

* Mikronährstoffe werden in diesen Indikationen am besten individuell rezeptiert.

Arzneimittelinteraktionen von Mikronährstoffen und anderen Medikamenten: Jedes Medikament kann mit einem anderen Medikament potenziell in eine sog. Interaktion treten. Das heißt, ein Medikament kann mit einem anderen Mittel so reagieren, dass es zu einer Verstärkung oder Abschwächung von Wirkungen oder Nebenwirkungen kommt. Diese Aussage gilt für alle Arzneimittel, also auch Pflanzenpräparate, »biologische Mittel«, naturheilkundliche Mittel etc. und natürlich auch für MnSt. Bei der Anwendung solcher Zusatzpräparate ist deswegen immer nach derartigen Interaktionen zu fragen und ist es erforderlich, die Wahl und Dosierung der Mittel auf die Grundbehandlung der Erkrankung abzustimmen. Eine solche Abstimmung auf die medizinische Basistherapie erfolgt im Fall der individuell angepassten MnSt-Rezeptur (siehe unten).

Stabilisierung der Abwehr: MnSt greifen auf vielfältige Art und Weise in die körpereigene Abwehr ein. Der Begriff Abwehr meint hier nicht nur Immunabwehr, sondern auch allgemeine körperliche, geistige und seelische Widerstandskraft, die Vorgänge der Reparatur von Schäden an Genen, Zellen oder Organen, die schützenden Barrieren von Haut und Schleimhaut, biochemische Prozesse der Entgiftung etwa durch die Leber oder die Elimination der Endprodukte des Stoffwechsels durch die Ausscheidungsorgane.

Verbesserung der Lebensqualität: Positive Effekte auf die Befindlichkeit und Symptome.

Deckung des Mehrbedarfs in Belastungssituationen: In Zeiten erhöhter Beanspruchung des Organismus kann der Mehrbedarf an MnSt in der Regel nicht mehr nur durch eine betont vollwertige Ernährung gedeckt werden. Dann ist eine gezielte Supplementierung notwendig.

Stellenwert von Mikronährstoffen speziell in der Krebsmedizin

Anwendungsziele von Mikronährstoffen in der Krebsmedizin: Die Tabelle 1 zeigt, mit welchen Zielen MnSt in der Krebsmedizin eingesetzt werden und welche die Position von MnSt im Vergleich zu anderen Therapieformen ist.

Prophylaxe und Therapie von unerwünschten Folgeerscheinungen der Krebserkrankung, sowie der Chemotherapie und Strahlentherapie: Es kommt zu einem Schutzeffekt gesunder Gewebe ohne Beeinträchtigung der Wirksamkeit der Tumortherapie. Die Nebenwirkungen einzelner Tumortherapien können reduziert werden; diese Erkenntnis nutzt auch die schulmedizinische Tumortherapie – so gehört etwa zur Anwendung des Zytostatikums Alimta obligat die gleichzeitige Gabe von MnSt.

Keine Abschwächung der Wirkung der Chemo- oder Radiotherapie: MnSt schwächen die Wirksamkeit der Tumortherapie im Allgemeinen nicht ab. Diese Aussage gilt allerdings nicht für eine Reihe von MnSt, wenn diese nicht in Kombination mit anderen Mikronährstoffen, sondern als Einzelsubstanzen gegeben werden. Wir empfehlen deswegen keine Anwendung von MnSt als sog. Monotherapeutika (aber es gibt eine Reihe von Ausnahmen).

Chemobrain: Eine in den letzten Jahren immer besser beschriebene Folge der Therapie mit Chemotherapeutika ist das sog. »Chemobrain«. Dabei handelt es sich um Störungen von Gehirnleistungen, wie zum Beispiel der Merkfähigkeit, des Gedächtnisses, der Wortfindung, der Konzentration, der scharfen Denkfähigkeit oder auch des Orientierungssinns. Antagonisten sind MnSt in geeigneter Zusammensetzung und Dosierung.

Blutuntersuchungen zur Bestimmung des Mikronährstoff-Bedarfs

Profil: Zur Feststellung der Versorgungslage des Körpers mit MnSt eignen sich nur ganz wenige Blutparameter. Wie bei der Erstellung sog. »Immunprofile« macht es keinen Sinn, zahlreiche Blutwerte zu bestimmen, aus denen nicht notwendigerweise auf die wirkliche Versorgungslage des Körpers geschlossen werden kann.

Es gibt allerdings zwei Ausnahmen: spezielle Tests bei Verdacht auf Stoffwechselerkrankungen (wie Jodmangel; Anämie; genetische Stoffwechseldefekte etc.) sowie MnSt-Marker in der Krebsmedizin und bei extremer Stoffwechselbelastung. In der Krebsmedizin – wie auch in der Sportmedizin – verlässt man sich zur Ermittlung des individuellen MnSt-Bedarfs nicht nur auf Laborwerte, sondern auch auf eine Kombination von Bluttests mit anderen Informationen zur Bedarfslage (Erfahrungswerte der Wissenschaftlichen Literatur, Biochemie und Pharmakologie; Erfassung von Lebensstil, Ernährungsgewohnheiten und Gesundheitsprofil; Medikamenteneinnahme) (siehe auch Abb. 9).

Häufigkeit: Wir empfehlen die Analytik von MnSt-Bluttests in der Regel nur zwei Mal. Erstens vor der Einleitung der MnSt-Therapie zur Berechnung des Bedarfs und zweitens nach einigen Monaten der MnSt-Supplementierung mit der Frage, ob und ggf. wie die Supplementierung weitergeführt werden soll. In sehr seltenen Fällen kann es auch einmal zu einer Überversorgung mit MnSt kommen, deswegen ist eine Zweitanalyse auch aus Sicherheitsgründen gerechtfertigt.

Pleomorphismus: Als Pleomorphismus bezeichnet man eine genetisch bedingte, individuelle Normabweichung vom Bevölkerungsdurchschnitt. Was den individuellen MnSt-Bedarf und MnSt-Umsatz anbelangt, gibt es relativ viele derartige individuelle Besonderheiten. Auch um diese zu erfassen, und um die MnSt-Therapie entsprechend anzupassen, lohnen sich repetierte Blutuntersuchungen der MnSt-Marker im Anschluss an Therapiephasen.

Beschluss: Sie haben sich nach ausführlicher Diskussion Ihrer Situation und gemäß meiner Empfehlung wie folgt entschlossen:

Einnahme von MnSt nach Rezeptur.

Mikronährstoff-Supplementierung
Ab sofort Einnahme einer Kombination von essenziellen MnSt = **CELA Basismischung + Carnitin**.

Diese Basismischung soll überbrückend den Grundbedarf abdecken, bis wir Ihre persönliche MnSt-Mischung nach Auswertung des Bedarfsprofils auf der Basis des Fragebogens und der Krankheits- und Therapiedaten rezeptieren können. Diese Auswertung dauert in der Regel 2 – 3 Wochen.

Ich habe Ihnen je 1 Packung à 100 Tabl. CELA und 1 Packung Carnitin mitgegeben.

Bitte nehmen Sie von CELA morgens und mittags je 2 Tabl. zum Essen ein und von Carnitin morgens, mittags und abends je 1 Tabl. nüchtern mit etwas Flüssigkeit.

Bedarfsberechnung
Wir müssen dann ermitteln, welche MnSt und welche Kombination und Dosierung bei Ihnen gegeben werden sollten (= MVK-Mischung von MnSt basierend auf individueller Bedarfsanalyse und Rezeptur).

Dazu habe ich Ihnen einen Fragebogen mit der Bitte mitgegeben, mir diesen wieder zu retournieren.

Ich werde diesen Fragebogen zusammen mit den wichtigsten Zusatzinformationen (Krankheitsdaten, anamnestische Angaben, Auflistung der Tumortherapien) an unsere pharmakologische Referenzstelle weiterleiten, welche aus diesen Angaben sowie den Erkenntnissen der neuesten wissenschaftlichen Literatur zu Metabolomics Ihren persönlichen MnSt-Bedarf berechnet. Diese Berechnung ist dann die Grundlage zur Erstellung Ihrer Rezeptur.

Wichtiger Hinweis: Bitte machen Sie beim Ausfüllen des Fragebogens möglichst genaue Angaben über die von Ihnen zurzeit eingenommenen Medikamente und deren Dosierung. Dies gilt nicht nur für die schulmedizinischen Mittel (Ihr Arzt kann Ihnen dazu die Details sagen), sondern auch für alle Medikamente aus dem naturheilkundlichen, komplementären Bereich, egal ob Pflanzenpräparate oder sog. Nahrungsergänzungen. Diese genauen Angaben werden zur Abschätzung möglicher Arzneimittelinteraktionen benötigt. Nehmen Sie zurzeit bereits MnSt ein? Bitte beschreiben Sie möglichst genau, welche Mittel in welcher Dosierung.

Blutanalytik
Wie oben gesagt, gehören wenige Blutmarker zur Bedarfsberechnung und Erfolgskontrolle.

Versand Ihrer persönlichen Mikronährstoff-MVK-Mischung
Sie erhalten von mir eine Kopie des Rezeptes für Ihr Dossier und den Fall, dass Sie eine Erstattung bei der Kasse beantragen wollen.

Zusammen mit der Rezeptkopie werde ich Ihnen dann auch nochmals einen Brief mit den Angaben zur Einnahme der MVK-Mischung schreiben. Dies wird in etwa 2 – 3 Wochen der Fall sein.

Das Originalrezept reiche ich der Referenzapotheke ein, die auf die Zusammenstellung Ihrer MnSt-Mischung aus den Einzelkomponenten der Vitamine, Spurenelemente und Mineralstoffe spezialisiert ist. Diese Apotheke wird Ihnen Ihr Präparat dann auch zustellen und fakturieren.

Die Anwendung von Mikronährstoffen stellt kein Sicherheitsrisiko dar: Da die zu Mikronährstoffen gemachten Aussagen vielleicht für Ihre Ärzte oder für Ihre Krankenversicherung von Interesse sind, füge ich hier eine Auswahl an neueren Publikationen bei, auf die sich meine Aussagen beziehen.

Insbesondere möchte ich Sie nochmals darauf hinweisen, dass Sie mit den Ihnen empfohlenen Mikronährstoffen nach heutigen Erkenntnissen ***kein Sicherheitsrisiko*** eingehen.

Ich betone diesen Aspekt der Sicherheit aus folgendem Grund: Es wird immer wieder behauptet, dass parallel zur Chemo- oder Strahlentherapie keine Mikronährstoffe, insbesondere keine Antioxidantien (sog. Radikalenfänger) eingenommen werden dürfen, da diese die Anti-Tumorwirksamkeit der Strahlentherapie oder solcher Zytostatika gefährden würden, die über die Freisetzung von sog. Radikalen wirken. Eine solche Behauptung ist jedoch rein hypothetischer Natur. Es gibt keine klinischen Studien, die diese Hypothese stützen.

Im Gegenteil: Tatsächlich ergibt die Analyse der wissenschaftlichen Daten bis zum Jahr 2011 zur Wirksamkeit und Sicherheit der Antioxidantien und ähnlicher Supplemente bei Patienten mit Krebs eindeutig folgendes Ergebnis:

- Mikronährstoffe haben nicht nur *keinen* negativen Effekt auf die Tumortherapie,
- sondern sie *verbessern* sogar die Wirksamkeit der Tumortherapie und
- sie *verringern* die Nebenwirkungen der Chemotherapie.

(Genaueres siehe speziell die unten angeführten Publikationen der Autoren Block et. al.)

5. Mistel und Enzyme

Nach Mikronährstoffen (MnSt) sind Mistel- und Enzympräpate die häufigsten, in der unterstützenden Tumormedizin eingesetzten Mittel. Es gibt gute Erfahrungswerte, dass beide Substanzklassen in der Tumormedizin nützlich sind.

Für die Patienteninformation sind drei Aussagen besonders wichtig:

- Weder für Mistel- noch für Enzympräparate konnte eine Stimulation des Tumorwachstums nachgewiesen werden – beide Präparate gelten diesbezüglich als sehr sichere Mittel;
- Sowohl Mistel- als auch Enzympräparate sind keine Tumormittel (also Mittel gegen das Wachstum von Krebszellen); sie können keinesfalls als »Alternative« zur schulmedizinischen Tumortherapie gelten, auch wenn von paramedizinischer Seite immer wieder das Gegenteil behauptet wird;
- Frauen mit Brustkrebs möchten manchmal MnSt und Mistel oder Enzyme kombinieren – es gibt dagegen aus interaktionspharmakologischer Sicht keine Einwände.

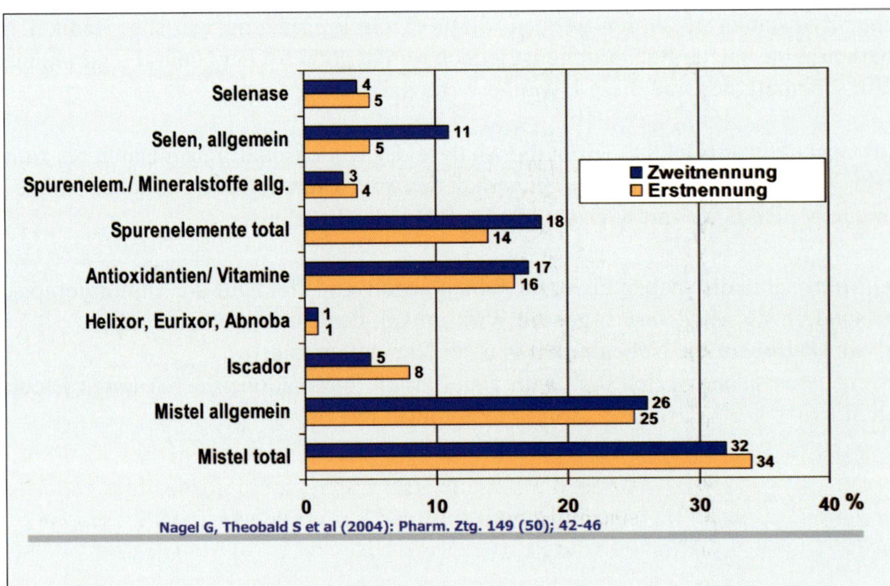

Abb 10: Häufigste Mittel in der Selbsthilfe – Ergebnis einer Umfrage

Gemäß unseren Umfragen stehen MnSt heute an erster Stelle der komplementären Tumormittel. Die Zahlen können jedoch je nach Auswahl der befragten Apotheken sehr ändern. So dürften Mistelpräparate in Apotheken, die sich auf Mittel aus der Homöopathie und Anthroposophie spezialisiert haben, sicher andere Angaben machen. Wie oben gesagt, stehen MnSt bei Patienten, die Informationen zur Evidenz basierten Komplementärmedizin wünschen, heute eindeutig an erster Stelle.

Parameter	Wirkung	Nutzen
Antitumoral Zellkulturen	+	
Induktion Apoptose	+	
Hemmung Proteinsynthese	+	
Hemmung Tumorangiogenese	+	

+ belegt: experimentell oder in klinischen Studien
- nicht belegt: adäquate Studien fehlen
+/- umstritten: experimentell oder klinisch widersprüliche Daten
* gilt nicht für alle Krankheitsentitäten/Patienten

Abb 11: Mistel: Daten aus Zellkulturen

In Zellkulturen kann ein tumortoxischer Effekt von Mistelpräparaten oder Fraktionen derselben eindeutig nachgewiesen werden. Mistellektine sind ausserordentlich zytotoxische Substanzen und vielversprechende neue Zytostatika. Daten aus ersten klinischen Studien lassen auf sich warten.

Eine Stimulation des Tumorwachstums, sog. Enhancement konnte in Zellkulturen bisher nicht nachgewiesen werden.

Parameter	Wirkung	Nutzen
Antitumoral Tiermodelle	+	
Tumorenhancement Tier	+/-	

+ belegt: experimentell oder in klinischen Studien
- nicht belegt: adäquate Studien fehlen
+/- umstritten: experimentell oder klinisch widersprüchliche Daten
* gilt nicht für alle Krankheitsentitäten/Patienten

Abb 12: Mistel: Daten aus Tierexperimenten

Auch in Tiertumor-Modellen konnten Antitumorwirkungen der Mistel nachgewiesen werden. Ein Enhancement von Tumoren beim Tier gilt nicht als gesichert. Allerdings muss klar darauf hingewiesen werden, dass aus den tierexperimentellen Daten keine Rückschlüsse für die Anwendung der Mistel beim Menschen gezogen werden dürfen.

Parameter	Wirkung	Nutzen
Antitumoral Mensch	+/-	+/-
Tumorenhancement Mensch	-	-
Toxizität Chemotherapie	+	+
Modulation Immunparameter	+	-
Verbesserung Lebensqualität	+*	+
Förderung Patientenkompetenz	+*	+*

+ belegt: experimentell oder in klinischen Studien
- nicht belegt: adäquate Studien fehlen
+/- umstritten: experimentell oder klinisch widersprüliche Daten
* gilt nicht für alle Krankheitsentitäten/Patienten

Abb 13: Mistel: Daten aus klinischen Studien

Eine Tumorwirksamkeit der Mistel wurde in einzelnen Studien, vor allem in retrospektiven Studien, belegt – es gibt aber ebenso viele klinische Studien, die genau das Gegenteil, die Unwirksamkeit der Mistel als Tumortherapeutikum nachweisen.

Kritisch bewertet gibt es bis heute keinen unumstrittenen Beleg für die Tumorwirksamkeit der Mistel. Die klinischen Mistelstudien sind allesamt älteren Datums und entsprechen nicht den Anforderungen, die man heute an derartige Studien stellen würde.

Mistelgegner argumentieren gegen den Gebrauch der Mistel in der komplementären Onkologie mit dem Gefahrenpotenzial bezüglich Enhancement. In der gesamten Mistelliteratur gibt es jedoch nur einen einzigen Sonderfall, der dieses Argument angeblich stützen soll. Da einzelne Fraktionen von Mistelextrakten eindeutige immunmodulatorische Effekte aufweisen, hat man lange von der Anwendung der Mistel bei immunogenen Tumoren abgeraten. Immunogene Tumoren sind: Leukämien, Lymphome, Myelom, Nierenzellkarzinom und malignes Melanom. Aus guten retrospektiven Untersuchungen geht jedoch hervor, dass die Mistel selbst bei diesen Tumoren sicher ist. Trotzdem wird aus Sicherheitsgründen eher von der Anwendung der Mistel bei immunogenen Tumoren abgeraten.

Speziell zu beachten bei den Gegenanzeigen sind Erkrankungen des Gehirns, da es bei der Gabe von Mistelpräparaten in höheren Dosierungen zu Fieber und Blutdruckerhöhungen, und in deren Folge zu Steigerungen des Hirndrucks kommen kann.

- **Bekannte Mistelunverträglichkeit**
- **Hirntumoren, Hirnmetastasen**
- **Epilepsie**
- **Status nach/ Risiko von Hirnblutungen**
- **während**
  - **experimenteller Tumortherapie**
  - **Corticosteroid-Therapie**
  - **Knochenmark-Transplantation**

Abb 14: Mistel: Gegenanzeigen

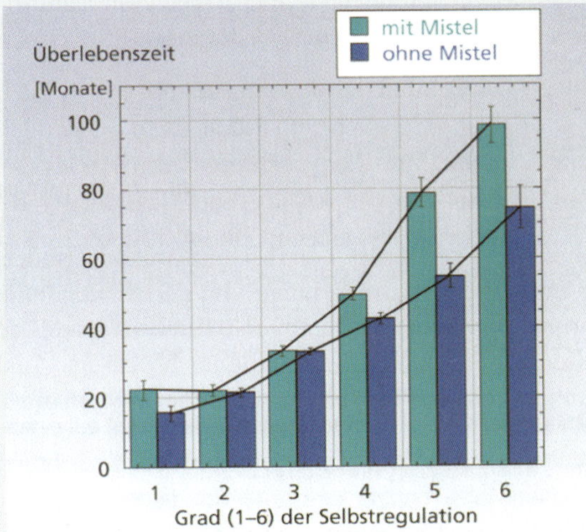

nach Grossarth-Maticek et. al.
Use of Iscador in cancer treatment.
Alternative Therapies 57 - 78, 2001

Abb 15: Selbstregulation und Mistel

Eine hochinteressante (wenn auch aus methodischen Gründen bezüglich Aussagekraft sehr umstrittene) Studie ist diejenige zur Synergie von Mistel und Selbstregulation (Patientenkompetenz). Die methodischen Einwände mögen stichhaltig sein – sie beweisen allerdings nicht, dass Grossarth-Maticek nicht doch recht hat.

Die Wirkungen von *Enzymen* im klinischen Gebrauch sind gut beschrieben. Einige dieser Wirkungen, wie die antientzündliche, antiödematische Wirkung, rechtfertigen den Gebrauch von Enzymen bei ausgewählten Tumorpatienten.

- **Abbau Immunkomplexe**
- **Modulation Zytokine**
- **Stimulation Phagozytose**

- **Anti-entzündlich**
- **Anti-ödematisch**
- **Schleimhautschutz**

- **Fibrinolytisch**
- **Anti-thrombotisch**
- **Verbesserung Rheologie**

- **Anti-fibrotisch**
- **Verbesserung Gewebepenetration**
- **Verbesserung Gewebedurchblutung**

Abb 16: Enzyme: Wirkungen

- Phlogenzym
  - Bromelain
  - Trypsin
  - Rutosid
- Wobe Mugos E*
  - Papain
  - Trypsin
  - Chymotrypsin
- **Wobenzym N**
  - Pankreatin
  - Trypsin
  - Chymotrypsin
  - Bromelain
  - Papain
  - Rutosid

* seit 5.9.05 vom Markt

Abb 17: Enzyme: Wirkstoffe

Die Theorie der Wirksamkeit von Enzympräparaten beruht vor allem auf deren proteolytischem Potenzial.

- Nebenwirkungen
  - 3-4 % gastrointestinale Symptome
  - Initial Stuhlunregelmäßigkeiten
  - Selten Allergien
- Wechselwirkungen
  - Erhöhung Antibiotika-Spiegel
- Gegenanzeigen
  - Schwere Gerinnungsstörungen
  - Leberinsuffizienz
  - Niereninsuffizienz, Dialyse
  - Bekannte Unverträglichkeit

Abb 18: Enzyme: Gegenanzeigen

Literatur zu Mistel und Enzymen

Beide Substanzklassen wurden – gerade, was den Gebrauch in der Apotheke anbelangt – in jüngster Zeit sehr kompetent aufgearbeitet. Im Speziellen sei verwiesen auf:

Holzhauer P., Gröber U.: Checkliste komplementäre Onkologie. Hippokrates Verlag Stuttgart 2010

Literatur

Barringer T. et. al.: Effect of a multivitamin and mineral supplement on infection and quality of life. Ann Intern Med 71 138–365 (2003)

Biesalki K., Gröber U.: Pro und Contra: Mikronährstoffe während Chemotherapie und Bestrahlung? DZO 39 82–84

(2007)

Biondo P. D. et. al.: The potential for treatment with dietary long-chain polyunsaturated n-3 fatty acids during chemotherapy. J Nutrit Biochem 19 787–796 (2008)

Block K. I. et al.: Impact of antioxidant supplementation on chemotherapeutic efficacy: A systematic review of the evidence from randomized controlled trials. Cancer treatment reviews 33 407–418 (2007)

Block K. I. et al.: Impact of antioxidant supplementation on chemotherapeutic toxicity: A systematic review of the evidence from randomized controlled trials. Int. J. Cancer 123 1227–1239 (2008)

Böhm U. et. al.: Rationelle Diagnostik in der Orthomolekularen Medizin. Hippokrates Verlag Stuttgart 2004

Fuchs Norbert: Mit Mikronährstoffen heilen. Eine Einführung in die komplexe Orthomolekulare Nährstoff-Therapie. Ralf Reglin Verlag Köln 2001

Conklin K. A.: Coenzyme Q10 for prevention of anthracycline induced cardiotoxicity. Integr. Cancer Ther. 4 110–130 (2005)

Cruciani R. A. et. al.: Carnithine supplementation for the treatment of fatigue and depressed mood in cancer patients with carnithine deficiency. Ann NY Acad Sci 1033 168–176 (2004)

Franca C. A. S. et. al.: Serum levels of selenium in patients with breast cancer before and after treatment of external beam radiotherapy. Ann Oncol AA Oct 5 2010

Garland C. F. et. al.: The role of Vit D in cancer prevention. A. J Publ Health 96 252–261 (2006)

Goodwin P. J. et. al.: Prognostic effects of 25-Hydroxyvitamin D levels in early breast cancer. J Clin Oncol 27 3757–3763 (2009)

Gramignano G. et. al.: Efficacy of L-Carnithine administration on fatigue, nutritional status, oxidative stress, and related quality of life of advanced cancer patients undergoing anticancer therapy. Nutrition 22 136–145 (2006)

Gröber U.: Vitamin E ist sicher und wirksam. PTA heute 10 54–58 (2005)

Gröber U.: Mikronährstoffe – Beratungsempfehlungen für die Praxis. WVG Stuttgart 2006

Gröber U.: Arzneimittel und Mikronährstoffe. Medikationsorientierte Supplementierung. WVG Stuttgart 2007

Holzhauer P. et. al.: Checkliste Komplementäre Onkologie. Hippokrates Verlag 2010

Inderst R.: Zink und maligne Tumoren. EHK 56 202–205 (2007)

Könemann S. et al.: Iron and iron-related parameters in oncology. Trace el. and electrol. 22 142–149 (2005)

Lappe J. M. et al.: Vitamin D and calcium supplementation reduces cancer risk: results of a randomized trial

Mizuno K. et al.: Antifatigue effects of coenzyme Q 10 during physical fatigue. Nutrition 24 293–299 (2008)

Moss R. W.: Do antioxidants interfere with radiation therapy for cancer? Integr. Cancer Ther. 6 281–292 (2007)

Pisano C. et. al.: Paclitaxel and cis-platin induced neurotoxicity: a protective role for acetyl-L-carnithine. Clin Cancer Res 9 5756–5767 (2003)

Prasad K. N.: Rationale for using high-dose multiple dietary antioxidants as an adjunct to radiation therapy and chemotherapy. J. Nutr. 134 3182–3183 (2004)

Prasad A. S.: Zinc: Mechanisms of host defense. J Nutr 137 1345–1349 (2007)

Rayman M. P.: The importance of selenium to human health. Lancet 356 233–241 (2000)

Reglin F.: Mikronährstoffe bei Tumorerkrankungen. R. Reglin Verlag Köln 2007

Saller R. et al.: Eisen – ein zweischneidiges Schwert? Systematischer Review zur klinischen Bedeutung eines essenziellen Spurenlements. Schweiz. Zschr. GanzheitsMed. 19 96–103 (2007)

SELECT-Studie: Diese USA Studie zur Prophylaxe des ProstataCa mit Selen und Vit. E wurde kürzlich (2008) abgebrochen. In dieser Studie wurde organisches Selen bei einer ausreichend mit Selen versorgten Bevölkerungsgruppe und ohne Kontrolle der Selen-Blutspiegel verwendet. Bei uns gilt: Gabe von anorganischem Selen nur nach und unter Blutspiegelkontrolle in Situationen der Mangelversorgung im Rahmen wissenschaftlich abgesicherter Indikationen.

Sieja K, Talerczyk M.: Selenium as an element in the treatment of ovarian cancer in woman receiving chemotherapy. Gynecol Oncol 559 559–560 (2005)

Simone CB. et. al.: Antioxidants and other nutrients do not interfere with chemotherapy or radiation therapy. Part 2. Altern. Ther. Health Med. 13 40–47 (2007)

Stoll G.: Selen in der Tumorprävention. DZO 39 58–63 (2007)

Vitamine und Spurenelemente in der Medizin. D Z Onkologie ganzes Heft 2/2007

Stiftung Patientenkompetenz: www.patientenkompetenz.ch

Zimmermann M. et al.: Burgersteins Handbuch Mikronährstoffe: Vorbeugen und heilen durch ausgewogene Ernährung. Alles über Spurenelemente, Vitamine und Mineralstoffe. Haug Verlag. Stuttgart 2002.

Weitere Literatur zu Ernährung, Fitness, Stress etc., speziell Brustkrebs: Eine vollständige Angabe der sehr umfangreichen Literatur zu diesen Themen kann ich hier nicht geben. Sehr gute, allgemein informierende Broschüren können Sie bei der Schweizerischen Krebsliga, Bern oder Ihrer kantonalen Krebsliga beziehen.

Andersen B. L. et al.: Psychologic intervention improves survival for breast cancer patients.A randomized clinical trial. Cancer 113 3450–3458 (2008)

Antonovsky A.: Gesundheitsforschung versus Krankheitsforschung in: Franke A., Brode M. (Hrsg) Psychosomatische Gesundheit. D Ges Verh Forschg 1993

Blackmore K. M. et. al.: Vitamin D from dietary intake and sunlight exposure and the risk of hormone-defined breast cancer. Am. J. Epidemiol. 168 915–924 (2008)

Ernährung bei Tumorpatienten. Schweiz. Zeitschr. Ernährungsmedizin 5 Nr. 4 Okt 2007 ganzes Heft.

Knight j. et. al.: Vitamin D and reduced risk of breast cancer: a population-based case-control study. Cancer Epidemiol Biomarkers Prev 16 422–429 (2007)

Lockwood K. et. al.: Apparent partial remission of breast cancer in high risk patients supplemented with nutritional antioxidants, essential fatty acids and Coenzyme Q10. Mol Asp Med 15 Suppl 231–240 (1994)

Nechuta S. et. al.: Vitamin supplement use during breast cancer treatment and survival: A prospective cohort study. Cancer Epidemiol Biomarkers Prev 20 262–271 (2011)

Pierce J. P. et al.: Greater survival after breast cancer in physically active woman with high vegetable-fruit intake regardless of obesity. JCO 17 2345–2351 (2007)

Orale Tumortherapie – Kompetente Beratung in der Apotheke

Dr. Tilman Schöning

1. Prinzipien der peroralen medikamentösen Tumortherapie

Die Tumortherapie mit Zytostatika stellte lange Zeit aufgrund ihrer Komplexität und der teilweise schwierig zu kalkulierenden Risiken eine Domäne der stationären Behandlung dar. Potentiellen Nebenwirkungen wie Übelkeit, Erbrechen, Schleimhautschädigungen, aber auch diversen Organtoxizitäten wurde mit einer intensiveren Überwachung und Betreuung Rechnung getragen. Im Zuge des zunehmenden Kostendrucks im Gesundheitswesen und der Einführung der Vergütung nach Fallpauschalen erfolgte innerhalb des vergangenen Jahrzehnts auch in der Onkologie eine überwiegende Verlagerung der Behandlung in den ambulanten Bereich.

Die zunehmende Akzeptanz einer Tumorbehandlung auf ambulanter Basis, sowohl unter Fachkreisen als auch Patienten, führte zur Beförderung von Therapiealternativen, welche zum einen die begrenzte Anzahl an ambulanten Behandlungsplätzen effizienter nutzbar machen, sowie die Notwendigkeit häufiger Besuche zur intravenösen Applikation von Chemotherapie reduzieren und so die Lebensqualität der Patienten weiter steigern soll. Dies und nicht zuletzt der medizinische Fortschritt führt vermehrt zur Zulassung von peroral applizierbaren Tumortherapeutika.

Den neuen Produkten sowie der peroralen Applikation werden viele Vorteile zugeschrieben. So sollen diese zum Teil gezielter wirken, teilweise werden sogar Hoffnungen auf eine ausschließliche Tumorspezifität geweckt, wodurch auch die klassischen, oben beschriebenen Nebenwirkungen deutlich reduziert werden sollen. Auch suggeriert der Verzicht auf die parenterale Applikation eine wesentliche Vereinfachung der Therapie.

Neben Chirurgie und Radiotherapie bildet die antineoplastische Chemotherapie die dritte Säule der Tumorbehandlung. Ziel der medikamentösen Tumorbehandlung ist eine Hemmung des überschießenden Wachstumsreizes der Tumorzelle, im optimalen Falle verbunden mit einem Absterben der malignen Zelle. Klassische Zytostatika greifen direkt in den Zellstoffwechsel ein und führen durch direkte Schädigungen an Zellstrukturen, Enzymen oder Erbsubstanz zu einer Arretierung des Zellzyklus und zur Apoptose. Meist ist jedoch die Spezifität gegenüber Krebszellen nur mäßig, sodass unter anderem auch lebenswichtige Organe wie das blutbildende System, solide Organe sowie die Schleimhäute in Mitleidenschaft gezogen werden können. Aus diesem Grund sind therapiefreie Zeiten zur Erholung des gesunden Gewebes notwendig. Ein Therapiezyklus, welcher je nach Art und Toxizität der Therapie zwischen 2 und 8 Wochen betragen kann, umfasst somit eine Behandlungsphase und eine therapiefreie Phase. Die Phase der Behandlung kann je nach Substanz(en) und Dosierung einen oder mehrere Tage umfassen, auch Intervalle sind möglich, beispielsweise Tag 1, 8 und 15. Handelt es sich um eine Kombination mehrerer Zytostatika, so sind Dosierung und Profil der verwendeten Zytostatika nach Behandlungsintention (kurativ oder palliativ), Wirkungsmechanismus und Interaktions- sowie Nebenwirkungsprofil ausgewählt. So sollten stets Substanzen mit weitgehend unterschiedlichem Nebenwirkungsprofil gewählt werden, um möglichst eine hohe Dosisintensität aller eingesetzten Substanzen zu gewährleisten. Unterstützende Maßnahmen, die sogenannte Supportivtherapie, werden angewandt zur Prophylaxe von teils lebensbedrohlichen Komplikationen, so zum Beispiel Infektionen, Blutungen oder Durchfällen. Ebenso zur Linderung von hervorgerufenen Beschwerden wie Übelkeit, Erbrechen oder Hautreaktionen.

Neue orale Tumortherapeutika stellen die sogenannten »small-molecule Tyrosinkinasehemmer« (smTKI) dar. Dabei handelt es sich im Wesentlichen um Proteine, welche intrazellulär an der Tyrosinkinasedomäne bestimmter Rezeptoren (z.B. epidermaler Wachstumsfaktor-Rezeptor, EGFR; vaskulärer, epidermaler Wachstumsfaktor-Rezeptor, VEGF) angreifen. Die jeweils spezifischen Signalübertragungswege und somit die wesentlichen Prozesse der Tumorprogression (siehe Abb. 1) sollen so unterbunden werden. Eine Kombination mit klassischen Zytostatika kann sinnvoll sein, um Synergien zu nutzen.

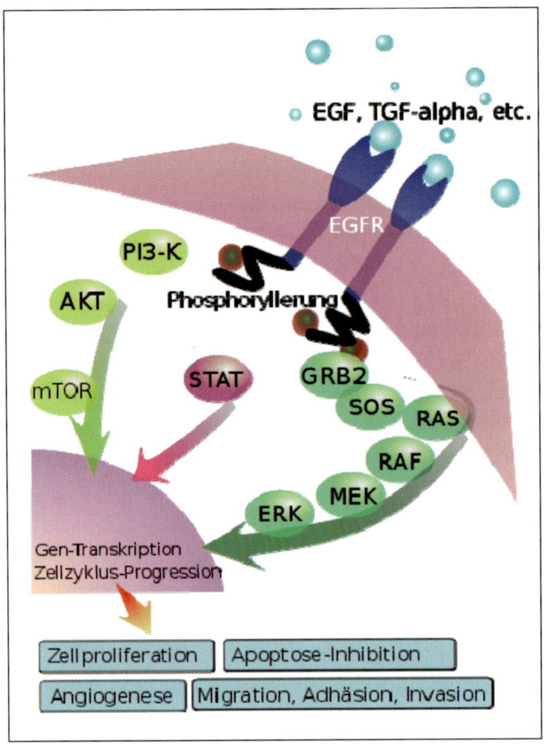

Abb. 1: EGFR-Signaltransduktionsweg

smTKI werden meist nicht wie klassische Zytostatika bezogen auf die Körperoberfläche dosiert, sondern als Absolutdosis verabreicht. Sie besitzen zudem ein abweichendes Nebenwirkungsprofil. Welche Nebenwirkungen auftreten können, hängt auch von der Lokalisation der Ziel-Tyrosinkinase ab. Ist diese in ihrer Normalvariante noch in anderen Geweben vorhanden und erfüllt dort physiologische Aufgaben des gesunden Gewebes, so kann die Hemmung charakteristische Nebenwirkungen hervorrufen. Ein Beispiel stellt das Vorhandensein des EGFR-Rezeptors auf Keratinozyten in der Epidermis dar. Die Hemmung der Signaltransduktion führt zur abnormalen Reifung und Differenzierung, welche sich in Austrocknung und Juckreiz sowie in der Folge in papulo-pustulösem Hautausschlag äußert.

2. Schwierigkeiten und Risiken der oralen Tumortherapie

Die der ambulanten, peroralen Tumortherapie zugeschriebenen Vorteile, wie Vermeidung komplizierter intravenöser Behandlungsregime, Mobilisierung des Patienten und Steigerung der Lebensqualität, setzen optimale Bedingungen hinsichtlich des Patienten selbst und dessen Umfeld voraus. Diese sind aber häufig in der Realität nicht gegeben. Die Hoffnungen auf eine zielgerichtete Wirkung, welche nur den Tumor erfasst, nicht aber das gesunde Gewebe, und somit die mit der Zytostatika-Therapie vergesellschafteten Risiken reduziert, haben sich zudem bis heute überwiegend nicht erfüllt. Zwar werden die klassischen Nebenwirkungen wie Übelkeit, Erbrechen oder Haarausfall unter den neuen Therapieansätzen seltener beschrieben. Diesem vermeintlichen Vorteil stehen aber neue, teils schwerwiegende Nebenwirkungen entgegen. Daher muss der Begriff zielgerichtete Therapie (engl. »targeted therapies«) als irreführend bezeichnet werden.

Besonders problematisch ist der Umgang mit klassischen Zytostatika zur oralen Einnahme. Häufig lassen die Verpackungen der Fertigarzneimittel kaum darauf schließen, dass es sich um ein Arzneimittel mit kanzerogenem Potential oder potentiell lebensbedrohlichen Nebenwirkungen handelt. Dies kann aber eine wichtige Information sein hinsichtlich des Umgangs mit dem Arzneimittel sowie dem Schutz von Kindern und Angehörigen. Teilweise noch kritischer zu sehen sind die von der Industrie angebotenen Packungsgrößen der Arzneimittel. Häufig enthalten die Packungen deutlich größere Mengen als für die Therapie in den folgenden Wochen benötigt. Warnhinweise auf den Packungen findet man in Deutschland bisher nicht. Dies führt immer wieder zu schweren Nebenwirkungen aufgrund falscher Anwendung, einschließlich Todesfällen. Die Verschreibung von Methotrexat zur Behandlung der rheumatoiden Arthritis in einer vorgesehenen wöchentlichen Dosierung von 10–15 mg führt aufgrund von Informationsdefiziten, fehlendem sozialen Umfeld und nicht zuletzt aufgrund von Packungsgrößen von 30–50 Stück (30–50 Wochen-Bedarf!) immer wieder zu Hospitalisierungen aufgrund von Übermedikation oder fehlender engmaschiger Kontrolle wesentlicher Organfunktionen. Hospitalisierte Patienten zeigen die unter Kumulation von Methotrexat charakteristisch auftretenden Nebenwirkungen wie Ulzerationen der Schleimhäute des Magen-Darmtraktes, Nierenversagen sowie Panzytopenien, welche mit schweren Infektionen und Blutungen einhergehen können. Trotz intensivmedizinischer Betreuung besitzen diese Patienten ein hohes Risiko an den Komplikationen zu versterben.

Ein weiteres Beispiel für komplexe, potentiell fehleranfällige Behandlungsregime stellt die Therapie des Glioblastoms mit peroral zu applizierendem Temozolomid dar. Es handelt sich um eine zweiphasige Therapie, bei der Temozolomid zunächst über 42 Tage in Kombination mit Radiotherapie in einer Dosierung von 75 mg/m^2 täglich eingenommen wird. Nach einer Therapiepause von 4 Wochen wird Temozolomid über 6 Zyklen in einer Dosierung von 150 mg/m^2 an fünf aufeinander folgenden Tagen eingenommen. Es erfolgt eine Pause bis zum Tag 28, ehe der neue Zyklus beginnt. Bei guter Verträglichkeit im ersten Zyklus kann die Dosierung im zweiten Zyklus auf 200 mg/m^2 erhöht werden. Des Weiteren ist insbesondere während der 42 Tage der Kombinationstherapie Cotrimoxazol zur Prophylaxe einer Pneumocystis carinii-Pneumonie (PCP) einzunehmen. Ein derartiges Regime fehlerfrei anzuwenden ist sicherlich nur von einem Bruchteil an Patienten ohne zusätzliche Beratung und Betreuung möglich.

Die selbstbestimmte Einnahme von Arzneimitteln, welche mit Nebenwirkungen assoziiert sind und die Alltagstätigkeiten und Lebensqualität der Patienten wesentlich beeinflussen können, setzt eine ausreichende Krankheitseinsicht und Selbstdisziplin voraus. Die World Health Organisation (WHO) berichtete in einem Report aus dem Jahre 2003, dass weltweit nur 50 % aller Patienten ihre Medikation nach den Empfehlungen der Verschreibung einnehmen. Nichtbefolgung von Therapieempfehlungen resultiert dabei in einer erhöhten Zahl an Todesfällen sowie Hospitalisierungen unter Tumorpatienten.

Die Bereitschaft des Patienten, seine Medikation dauerhaft korrekt einzunehmen, ist abhängig von mehreren Faktoren:

- Einnahmeregime
- Anzahl der einzunehmenden Medikamente
- Nebenwirkungen
- Krankheitsgefühl und -einsicht des Patienten
- Alter
- psychologische Faktoren
- Bildungsgrad
- körperliche Einschränkungen
- Kosten

Meist führt eine Kombination aus zwei oder mehr ungünstigen Faktoren zur Non-Compliance. Mit der Verschiebung von intravenösen zu oralen Chemotherapie-Regimen verschiebt sich auch die Verantwortung für die Anwendung der Therapieempfehlungen hin zum Patienten. Ein regulärer Kontakt zwischen Patient und Arzt, Apotheker und Pflege zur Überwachung von Ansprechen und Toxizität sowie die Aufklärung des Patienten sind in diesem Zusammenhang von großer Bedeutung. Neben organisatorischen Maßnahmen muss Information als ein Schlüsselfaktor angesehen werden, um sowohl Arzneimitteltherapiesicherheit als auch Compliance zu gewährleisten. Der Patient muss aber zudem in der Lage sein, die gegebenen Informationen zu verstehen und umzusetzen, um im Falle von Komplikationen rechtzeitig reagieren zu können.

3. Information und Beratung bei Abgabe von oralen Tumortherapeutika

Aufgrund der Vielfalt an Informationen, mit denen der Patient im Rahmen seiner Erkrankung und Therapie konfrontiert wird, erscheint daher es besonders wichtig den Patienten beim Beratungsgespräch nicht zu überfrachten, da dies kontraproduktiv sein kann. Die Herausforderung besteht darin, die notwendigen Informationen zu selektionieren und auf die jeweilige Situation des Patienten abzustimmen.

Die folgenden Fragen sollte der Patient im Anschluss an das Beratungsgespräch beantworten können:

- Was genau soll mit der verschriebenen Medikation behandelt werden?
- Warum wurde genau diese Medikation ausgewählt?
- Worum handelt es sich bei der Medikation, und wie wirkt sie?
- Was ist beim Umgang mit dem Arzneimittel zu beachten, welche Vorsichtsmaßnahmen sollten getroffen werden?
- Wie und wann genau soll die Medikation eingenommen werden?
- Gibt es Nahrung oder andere Arzneimittel, welche Wirkungen oder Nebenwirkungen beeinflussen können?
- Was ist zu tun bei verspäteter oder vergessener Einnahme?
- Welche Nebenwirkungen sind zu erwarten, wie sind diese einzuordnen und welche konkreten Handlungsanweisungen gibt es?
- Welche Co-Medikationen müssen grundsätzlich oder unter bestimmten Umständen eingenommen werden?
- Wen kann ich im Falle des Auftretens von Nebenwirkungen umgehend erreichen (Tag und Nacht!)?

Die zu vermittelnden Informationen können abhängig von der Substanzklasse unterschiedliche Prioritäten besitzen. Tabelle 1 soll einen groben Überblick geben, welche Informationen bei ausgewählten Tumortherapeutika vordringlich sein können.

Im Folgenden wird eine Unterscheidung zwischen klassischen Zytostatika zur peroralen Einnahme und Tyrosinkinasehemmern gemacht, da die Schwerpunkte hinsichtlich der zu vermittelnden Informationen teilweise unterschiedlich sein können. Zudem werden gleiche Gruppen, soweit möglich, zusammengefasst. Besonderheiten einzelner Substanzen werden gesondert herausgehoben. Beratungsschwerpunkte sind in hervorgehobener Schrift gekennzeichnet.

Tab. 1: Beratungsschwerpunkte

	Nebenwirkungen	Wechselwirkungen	Abhängigkeit von Mahlzeiten	Einnahmeintervall	engmaschige Kontrollen	Kontraindikationen	Co-Medikationen	sonstige Besonderheiten
Alkylanzien								
Busulfan (Myleran®)	■			■	■	▪	▪	■
Chlorambucil (Leukeran®)	■	▪	■	▪	■	▪	▪	
Cyclophosphamid (Endoxan®)	■	■	▪	▪	▪	▪	■	
Lomustin (Cecenu®)	■	▪	■	■	■	▪	■	
Melphalan (Alkeran®)	■	▪	■	▪	▪	▪		
Procarbacin (Natulan®)	■	■	▪	▪	■	▪	■	
Temozolomid	■	▪	■	■	■	▪	■	
Treosulfan (Ovastat®)	■			■	■	▪		
Trofosfamid (Ixoten®)	■	■	▪	▪	▪	▪	■	▪
Antimetabolite								
Capecitabin (Xeloda®)	■	■	■	■	■	■	■	■
Fludarabin (Fludara®)	■	■	▪	■	■	▪		
Mercaptopurin (Puri-Nethol®)	■	■	▪	▪	■	▪		
Methotrexat	■	■		■	■	■	■	
Tegafur/Uracil (UFT®)	■	■	■	■	■	■	■	■
Thioguanin (Thioguanin-GSK®)	■	■		▪	■	▪		
Interkalanz								
Idarubicin (Zavedos®)	■	▪		▪	■	■	■	
Mitosehemmer								
Vinorelbin (Navelbine®)	■	■	■	▪	■	▪	▪	
Topoisomeraseinhibitoren								
Etoposid (Vepesid®)	■	■		▪	■	▪	▪	
Topotecan (Hycamtin®)	■	▪		■	■	▪	■	

Tab. 1: Beratungsschwerpunkte (Fortsetzung)

	Nebenwirkungen	Wechselwirkungen	Abhängigkeit von Mahlzeiten	Einnahmeintervall	engmaschige Kontrollen	Kontraindikationen	Co-Medikationen	sonstige Besonderheiten
weitere Zytostatika								
Estramustin (Estracyt®)	■	■	■	■	■	▪		
Hydroxycarbamid (Litalir®, Syrea®)	■	▪		■	■	▪	▪	
Mitotan (Lysodren®)	■	■	■	■	■	▪	▪	
Tretinoin (Vesanoid®)	■	■	■	■	■	▪	▪	■
Tyrosinkinasehemmer								
Dasatinib (Sprycel®)	■	■	■	▪	■			
Erlotinib (Tarceva®)	■	■	■	▪	■		■	■
Gefitinib (Iressa®)	■	■	▪	▪	■	▪		
Imatinib (Glivec®)	■	■	■	▪	■			
Lapatinib (Tyverb®)	■	■	■	▪	■			■
Nilotinib (Tasigna®)	■	■	■	▪	■			
Pazopanib (Votrient®)	■	■	■	▪	■	▪		■
Sorafenib (Nexavar®)	■	■	▪	▪	■			■
Sunitinib (Sutent®)	■	■	■	▪	■			■
Immunmodulatoren								
Lenalidomid (Revlimid®)	■	■	▪	▪	■	■	■	■
Thalidomid (Thalidomid Celgene)	■	■		■	■	■	■	■

4. Sicherheitsmaßnahmen im Umgang mit oralen Zytostatika

Prinzipiell müssen alle der in Tabelle 1 aufgelisteten Substanzen in die Gruppe der KMR-Arzneimittel (**k**anzerogen, **m**utagen, **r**eproduktionstoxisch) eingeordnet werden. Patienten sind darüber aufzuklären, dass ein Risiko der Schädigung des Erbgutes und des Embryos bestehen kann. Daher sind die Arzneimittel insbesondere für Kinder und Schwangere sowie stillende Mütter unzugänglich aufzubewahren. Kapseln sollten nicht geöffnet sowie Tabletten nicht geteilt werden. Ist dies tatsächlich notwendig, so sollte eine Apotheke, welche technische und fachliche Voraussetzungen besitzt, mit dieser Aufgabe betraut werden.

Insbesondere bei den Alkylanzien sowie Interkalanzien und Topoisomeraseinhibitoren (gesichert), aber auch den weiteren Zytostatika sowie den Tyrosikinasehemmern (unklar) muss bei Mann und Frau mit dem Risiko der Beeinträchtigung der Fruchtbarkeit gerechnet werden. Es empfiehlt sich daher für weibliche Patienten mit Kinderwunsch eine ovarprotektive Maßnahme vor Aufnahme der Therapie. Hier sind von der medikamentösen Behandlung mit GnRH-Analoga über operative Maßnahmen, sowie der Kryokonservierung von Eizellen mehrere Varianten möglich. Dies bedarf einer ausführlichen ärztlichen Beratung. Auch beim Mann kann die Kryokonservierung von Sperma sinnvoll sein.

Frauen sollten während der Behandlung nicht schwanger werden und Männer während und insbesondere unter Therapie mit Alkylanzien, Interkalanzien und Tretinoin bis zu sechs Monate nach der Therapie kein Kind zeugen. Es sollten wirksame Verhütungsmethoden angewandt werden.

Zytostatika können wie alle anderen Arzneimittel auch zu mehr oder weniger großen Teilen über den Schweiß eliminiert werden. Daher sollte während einer Behandlung darauf geachtet werden, dass Säuglinge und Kleinkinder möglichst wenig mit der Bettwäsche oder der Haut des behandelten Patienten in Kontakt kommen. Erbrochenes direkt nach der Einnahme kann noch größere Mengen an Zytostatika enthalten und ist entsprechend vorsichtig zu handhaben.

Insbesondere bei Präparaten mit ausgeprägter myelosuppressiver Wirkung und des sich hieraus ergebenden immunsuppressiven Effekts sollten während der Zeit der Immunsuppression keine Lebendimpfungen durchgeführt werden.

5. Alkylanzien

Busulfan

Busulfan, ein bifunktionelles Alkylanz, entfaltet seinen Wirkmechanismus durch eine Interaktion mit der zellulären DNA. Es ist zusammen mit Cyclophosphamid zur Konditionierung einer hämatopoetischen Stammzelltransplantation zugelassen (grundsätzlich stationär durchgeführt) sowie als Monotherapie zur palliativen Behandlung der Chronisch-Myeloischen Leukämie (CML) nach Versagen einer Primärtherapie. Die Verstoffwechselung von Busulfan beinhaltet eine Reaktion mit Glutathion, die in der Leber abläuft und durch Glutathion-S-Transferase vermittelt wird. Busulfan wird in einer *Dosierung von 0,06 mg/kg KG/Tag* zur Behandlung der CML eingesetzt. Zur individuellen Dosis- und Intervalleinstellung ist ein *engmaschiges Monitoring* erforderlich. Eine gleichzeitige *Einnahme von Metronidazol* kann die Talspiegel von Busulfan um bis zu 80 % erhöhen und so seine *Toxizität erheblich verstärken.* Die gleichzeitige Behandlung mit Thioguanin kann zu nodulärer regenerativer Hyperplasie, Pfortaderhochdruck und Ösophagusvarizen führen. Nach Busulfan-Therapie mit *gleichzeitiger Allopurinolgabe* kam es in Einzelfällen zu einer *makulopapulösen Hautreaktion*, die auf Busulfan zurückgeführt wurde. *Paracetamol sollte unter Behandlung mit Busulfan vermieden werden*, da die Verstoffwechselung von Paracetamol zu einer Verringerung der Glutathion-Spiegel führen kann, welches für den Abbau von Busulfan wichtig ist. *Busulfan ist myelotoxisch*, was sich in *Leukozytopenie* und insbesondere *Thrombozytopenie* äußert. Zudem treten sehr häufig *Übelkeit und Erbrechen, Schleimhautschädigungen und Durchfall auf.* Es sollte daher auf eine milde Mundpflege (keine alkoholhaltigen Lösungen) geachtet werden. Es kann zudem eine Bedarfsmedikation gegen Übelkeit und Erbrechen notwendig sein. Eine *charakteristische Nebenwirkung von Busulfan stellt die pulmonale Toxizität* dar. Diese äußert sich in Form eines *unspezifischen nicht-produktiven Hustens, Dyspnoe und Hypoxie* mit Anzeichen einer abnormalen Lungenphysiologie. Besteht nur der geringste Verdacht, muss die Medikation bis zur weiteren Abklärung pausiert werden.

Chlorambucil und Melphalan

Chlorambucil kann sowohl als Monotherapie als auch in Kombination mit Kortikosteroiden gegeben werden. Es ist zugelassen zur Behandlung der CLL, niedrig maligner Lymphome sowie der Waldenström Makroglobulinämie. Als Monotherapie wird *Chlorambucil* bei den beiden ersteren Indikationen als *Einmaldosis alle 14 Tage* gegeben. Die anfängliche Dosierung beträgt *0,4 mg/kg Körpergewicht (KG);* sie wird *ab dem 2. Behandlungskurs stufenweise um 0,1 mg/kg KG bis zum Wirkungseintritt oder zum Auftreten toxischer Wirkungen gesteigert. In Kombination mit Prednison zur Behandlung der CLL* beträgt die anfängliche Dosierung an Chlorambucil *5 mg/m² an den Tagen 1 bis 3*, der Behandlungszyklus wird *alle 14 Tage* wiederholt. *Ab dem 2. Behandlungskurs wird die Dosis stufenweise um 1,3 mg/m²/Tag bis zum Wirkungseintritt oder zum Auftreten toxischer Wirkungen gesteigert.* Das Dosierungsschema unterscheidet sich von der *Makroglobulinämie*: Bei *kontinuierlicher Anwendung beträgt die tägliche Dosis 0,1 mg/kg KG. Bei intermittierender Anwendung* wird Chlorambucil in einer Dosis von *0,3 mg/kg KG/Tag über 7 Tage* gegeben. Der *Behandlungszyklus wird alle 6 Wochen wiederholt*. Die Therapiedauer beträgt in der Regel mehr als 6 Monate. Eine Kombinationstherapie mit Chlorambucil und Prednison wird ebenfalls häufig angewendet. Die Tabletten sollten *mindestens eine halbe Stunde vor einer Mahlzeit eingenommen* werden, da Nahrung zu eingeschränkter Resorption führt.

Melphalan ist zugelassen zur Therapie des Multiplen Myeloms sowie des fortgeschrittenen Ovarialkarzinoms nach Versagen der Standardtherapie. Die *Dosierung* beträgt *0,2–0,25 mg/kg KG/Tag*. Da die *Resorption* von Melphalan allerdings *interindividuell sehr stark variieren* kann, muss beim Ausbleiben von myelosuppressiven Symptomen eine Dosiserhöhung erwogen werden. Die *Tagesdosis* von Melphalan sollte auf *mehrere Gaben* verteilt werden und *mindestens eine halbe Stunde vor dem Essen eingenommen* werden. Zudem sollte auf *Leucin-reiche Lebensmittel* (Weizenkeime, Thunfisch, Lachs, Kichererbsen, Erdnüsse, Rindfleisch, unpolierter Reis) *verzichtet* werden, da L-Leucin die Resorption von Melphalan behindert.

Chlorambucil und Melphalan besitzen hinsichtlich der *Magen-Darm-, Schleimhaut- und Knochenmarktoxizität* ein ähnliches Nebenwirkungsprofil wie Busulfan.

Cyclophosphamid und Trofosfamid

Hier handelt es sich um Zytostatika aus der Gruppe der Oxazaphosphorine, welche Prodrugs darstellen, die erst in der Leber aktiviert werden. Während Cyclophosphamid oral zur adjuvanten und palliativen Behandlung des Mammakarzinoms sowie zur Behandlung bestimmer Autoimmunkrankheiten zugelassen ist, wird Trofosfamid zur Therapie von Non-Hodgkin-Lymphomen nach Versagen der Standardtherapie eingesetzt. Die *Dosierung ist im Falle von Cyclophosphamid und Trofosfamid stark abhängig von der Indikation und wird individuell festgelegt*. Es sei hier aus Gründen der Ausführlichkeit auf weiterführende Literatur bzw. die Fachinformationen verwiesen. Es empfiehlt sich die *Tabletten grundsätzlich morgens mit reichlich Flüssigkeit* einzunehmen. Der Grund liegt in einer *charakteristischen Nebenwirkung* der Oxazaphosphorine, der *hämorrhargischen Zystitis*, sowie *Harnabflussbehinderungen*. Diese Nebenwirkungen lassen sich im Allgemeinen vermeiden durch *gute Hydratisierung* (3–4 Liter täglich, soweit keine Einschränkungen bestehen) sowie die *Einnahme von Mesna*. Kommt es dennoch zu Hämaturien, so muss die Behandlung unterbrochen werden. *Weitere Nebenwirkungen* sind *Schleimhautschädigung* (Mundpflege!), Leukopenie, *Übelkeit, Erbrechen* sowie *Haarausfall*. Beide Substanzen werden über Cytochrom P (CYP) 3A4 in der Leber aktiviert, sodass umfangreiches Wechselwirkungspotential besteht (siehe Tabelle 3). Induktoren von CYP3A4 können die Plasmaspiegel der zytotoxischen Metabolite erhöhen, während es durch Inhibitoren zu einer verminderten Antitumorwirkung kommen kann. Daher ist auch auf den *Genuss von Grapefruit-Saft zu verzichten*.

Lomustin

Lomustin ist liquorgängig und wird in Kombinationstherapie zur Behandlung unterschiedlicher Tumoren eingesetzt. Soweit nicht anders in der Kombinationstherapie verordnet, wird Lomustin *einmalig* in einer Dosierung von *70–100 mg/m² alle 6 Wochen* gegeben. Leider kam es in der Vergangenheit auch hier zu fatalen Zwischenfällen aufgrund täglicher Einnahme. Da auch Lomustin in Abpackungen abgegeben wird die einen *Bedarf für mehrere Monate* enthalten, ist der Patient unbedingt darauf hinzuweisen, dass *keine tägliche Gabe* vorgesehen ist. Bei *eingeschränkter Nierenfunktion* ist die *Dosis zu reduzieren*. Lomustin sollte vorzugsweise *vor dem Schlafengehen oder drei Stunden nach einer Mahlzeit eingenommen* werden. Unter Kombination mit *Phenobarbital* wurde eine *verminderte Antitumorwirksamkeit* von Lomustin beschrieben. Lomustin ist *knochenmarkstoxisch* und führt zur Suppression aller Zellreihen (Panzytopenie). Dies bedeutet ein *erhöhtes Risiko für Infekte, Blutungen sowie verminderte Leistungsfähigkeit*. Aufgrund der *stark emetischen Wirkung* von Lomustin empfiehlt sich am Tag der Einnahme, sowie an den darauffolgenden Tagen, die *Co-Medikation* mit einem *effektiven Antiemetikum*.

Procarbacin

Procarbacin wird bei der Behandlung des Hodgkin-Lymphoms in der Standardbehandlung als Kombinationstherapie eingesetzt. Es ist ebenfalls liquorgängig. Procarbazin wird als *tägliche Dosis* von *100 mg/m²/Tag über 7 bis 14 Tage* in Kombination mit anderen Zytostatika verabreicht. *Alkohol und alkoholhaltige Getränke* können zusammen mit Procarbazin ein *Antabus-Syndrom* (wie Disulfiram) auslösen. Die gleichzeitige Einnahme von Procarbazin und *Nahrungsmitteln* mit einem *hohen Gehalt an Tyramin* kann zu *Blutdruckkrisen* führen. Daher dürfen Käse, Streichkäse, Joghurt, methylxanthinhaltige Getränke (Kaffee, schwarzer Tee, Cola), alkoholische Getränke (Bier, Wein, Wermut, Sherry, Portwein), Schokolade, Hartwurst (Salami), Fleisch, Leber, Hefe oder Hefe-Extrakte, Saubohnen, Fava-Bohnen, überreife Früchte, Avocado, Bananen, Feigen, Hering, geräuchertes oder mariniertes Fleisch oder Fisch, sowie nicht mehr frisches Fleisch oder Fisch, *nur in geringen Mengen konsumiert* bzw. sollten *ganz vermieden werden*. Da Procarbazin ein *schwacher Hemmstoff der Monoaminooxidase (MAO)* ist, sind *Wechselwirkungen mit sympathomimetisch wirksamen Medikamenten* (Antiasthmatika, abschwellende Nasentropfen/-sprays, Antihypotonika), trizyklischen Antidepressiva (Amitriptylin, Imipramin) und *Serotonin-Wiederaufnahme-Inhibitoren* (Sertralin) möglich. Die Wirkung von Barbituraten, Antihistaminika, Phenothiazinen, Narkotika und hypotensiv wirkenden Medikamenten kann verstärkt werden. Die gleichzeitige Verabreichung von *oralen Antidiabetika* und *Insulin* kann deren *blutzuckersenkenden Effekt verstärken. Allopurinol* kann zu einer *Verlängerung der Procarbazin-Wirkung* führen. Procarbacin ist ähnlich wie Lomustin knochenmarkstoxisch. Zudem kommt es vermehrt zu *Exanthemen, Fieber, Parästhesien der Extremitäten, Obstipation, Haarausfall Schleimhautentzündungen (Mundpflege!), Durchfall, Infekten* sowie *Übelkeit und Erbrechen*. Auch unter Procarbacin empfiehlt sich die *Co-Medikation* mit einem *effektiven Antiemetikum*.

Temozolomid
Auch Temozolomid muss im Körper zuerst in seine Wirkform aktiviert werden. Diese überwindet als Analogon zu dem intravenös verabreichten Dacarbacin ebenfalls die Blut-Hirn-Schranke. Temozolomid ist angezeigt zur Behandlung von erwachsenen Patienten mit erstmalig diagnostiziertem Glioblastoma multiforme begleitend zur Radiotherapie (RT) und anschließend als Monotherapie, sowie Kindern ab 3 Jahren, Jugendlichen und erwachsenen Patienten mit einem nach Standardtherapie rezidivierenden oder progredienten malignen Gliom. Das *teilweise komplizierte Dosierungsschema* wurde in der Einleitung bereits besprochen. Temozolomid-Kapseln sollten *im nüchternen Zustand mindestens zwei Stunden nach der letzten Nahrungsaufnahme in aufrechter Körperhaltung mit viel Flüssigkeit* eingenommen werden. Arzneimittel wie *Protonenpumpenhemmer*, welche den Magen-pH anheben, sind zu **vermeiden**, da die Bioverfügbarkeit von Temozolomid hierdurch verringert werden kann. Das *Nebenwirkungsprofil* von Temozolomid ist dem der ***zuvor** beschriebenen Substanzen sehr ähnlich.* Eine *effektive antiemetische Prophylaxe* sowie ein *Antiinfektivum* (z.B. Cotrimoxazol, s.o.), insbesondere während einer längerfristigen täglichen Gabe, ist *unbedingt empfohlen.* Patienten sollten zudem darauf hingewiesen werden, dass es zu *emotionaler Labilität* (Angst, Depression, Schlaflosigkeit) kommen kann. Auch enge Angehörige sollten informiert sein, sodass im Extremfall schnell reagiert werden kann.

6. Antimetabolite

Orale 5-Fluorouracil-Analoga: Capecitabin und Tegafur/Uracil
Sowohl bei Capecitabin als auch Tegafur handelt es sich um Prodrugs, welche im Körper in ihre Wirkform 5-Fluorouracil (5-FU) metabolisiert werden. Im Falle von Tegafur ist mit Uracil ein kompetitiver Hemmstoff des 5-FU enthalten. Beide sind zur Behandlung des metastasierten Kolorektalkarzinoms zugelassen, Capecitabin besitzt weitere zugelassene Anwendungsgebiete beim Magen- und Mammakarzinom.

Die Dosierung von *Capecitabin* beträgt im Allgemeinen als *Monotherapie 1250 mg/m² zweimal täglich über 14 Tage*, **als** *Kombinationstherapie 800–1000 mg/m² zweimal täglich. Tegafur/Uracil* wird in einer Dosierung von *300 mg/m² Tegafur* sowie *672 mg/m² Uracil täglich über 28 Tage* verabreicht. Dabei sollte die Tagesdosis in *drei Einzeldosen im Abstand von 8 Stunden* aufgeteilt werden. Gleichzeitig mit der Einnahme soll die *Einnahme von jeweils 30 mg Calciumfolinat* (Tagesdosis 90 mg) erfolgen. Durch die Gabe von *Folaten* wird sowohl die *Wirkung* als auch die *Toxizität von 5-FU erhöht.*

5-FU wird enzymatisch über das Enzym Dihydropyrimidindehydrogenase, kurz DPD, abgebaut. Menschen, welche einen seltenen pharmakogenetisch bedingten

DPD-Mangel haben, besitzen ein hohes Risiko schwerer, potentiell tödlicher Toxizitäten (s.u.). Arzneimittel, welche ebenfalls über dieses Enzym verstoffwechselt werden, bergen deshalb in Kombination mit 5-FU und seinen Prodrugs ein *letales Risiko*. Dies betrifft die *Virustatika Brivudin (Zostex®)* und Sorivudin. Der Tod von 16 mit Sorivudin behandelten Patienten führte aus diesem Grund 1994 in Japan zu einem Arzneimittelskandal. Sorivudin ist seitdem nicht mehr im Handel, wohl aber Brivudin. Soll Brivudin zur Behandlung eines Herpes zoster eingesetzt werden, so bedarf es einer *dreiwöchentlichen Auswaschphase* von 5-FU sowie dessen Analoga. *Brivudin* ist allerdings aufgrund fehlender viruzider (nur virustatischer) Wirkung ausdrücklich nur bei immunkompetenten Personen zugelassen, zudem existieren mit Aciclovir, Valaciclovir und Famciclovir viruzide Alternativen, welche für immunsupprimierte Patienten zugelassen sind. Sie besitzen teils ungünstigere Dosierungsregime, sind aber dennoch die sichere Alternative. Liegt eine *Verordnung von Zostex®* vor, ist also *grundsätzlich aktiv* nach der *Einnahme von Xeloda® oder UFT® zu fragen.*

Wie bereits erwähnt, führen *Folate* zur *Toxizitätsverstärkung von 5-FU* und seinen Analoga. Die *Einnahme von Folaten* in jeder Form ist daher *zu vermeiden*. Patienten müssen *aufgeklärt* werden, dass sowohl in *Multivitaminpräparaten* als auch in *Nahrungsmitteln* (z.B. bestimmte Reissorten) *Folatzusätze* vorhanden sein können.

Capecitabin und Tegafur/Uracil zeigen ein ähnliches Nebenwirkungsprofil mit Ausnahme von charakteristischen Besonderheiten unter Capecitabin. Beide Arzneimittel sind *knochenmarkstoxisch* und besitzen eine *gastrointestinale Toxizität* (Appetitlosigkeit, Diarrhoe, Erbrechen, Übelkeit, Stomatitis, Bauchschmerzen). Besonders unter Capecitabin sind *Diarrhoe, Bauchschmerzen und Ulzeration der Schleimhäute dosislimitierend*. Insbesondere hinsichtlich des Risikos für Diarrhoen benötigt der Patient *umfangreiche Verhaltenshinweise*. Grundlage dafür kann die *CTCAE* (Common Terminology Criteria for Adverse Events)-Einteilung des National Cancer Institute (NCI) bilden, welche den *Grad der Diarrhoe* definiert (Abb. 2). Während einer *Diarrhoe vom Grad 1–2* können die notwendigen Maßnahmen noch ambulant durch den Patienten selbst getroffen werden. Voraussetzung ist allerdings die Fähigkeit zur *oralen Rehydratation* (8–10 große Gläser Flüssigkeit, möglichst reich an Elektrolyten). *Laktose-haltige Getränke und Speisen* sollten *vermieden* werden, *kleine Mahlzeiten* sind zu empfehlen. Die *Einnahme* von Capecitabin bzw. Tegafur/Uracil ist zunächst zu so lange zu *pausieren*, bis eine Besserung durch die ergriffenen Maßnahmen erreicht wird. Es sollte zudem *Loperamid* als Bedarfsmedikation vorhanden sein (initial 4 mg, danach 2 mg alle 4 Stunden oder nach jedem flüssigen Stuhl, bis zu 16 mg täglich). Sollte *nach 24 Stunden keine Besserung* eingetreten sein, muss sich der Patient umgehend *beim Arzt vorstellen,* da eine *stationäre Aufnahme* wahrscheinlich indiziert ist. Eine *nächtlich frequentiert* auftretende Diarrhoe ist sofort als *Grad 3-Diarrhoe* einzustufen, die umgehender *ärztlicher Konsultation* bedarf.

	Kein Stoma	Stoma vorhanden	Weitere Symptome
Grad 1	< 4 Stühle/Tag	Milder Anstieg der Stomaförderung	
Grad 2	4-6 Stühle/Tag	Mäßiger Anstieg der Stomaförderung	
Grad 3	≥ 7 Stühle/Tag	Starker Anstieg der Stomaförderung	Inkontinenz, Einschränkungen im Alltag, stationäre Aufnahme indiziert
Grad 4	lebensbedrohliche Symptome	lebensbedrohliche Symptome	
Grad 5	Tod	Tod	

Abb. 2: NCI-CTCAE-Klassifizierung der Diarrhoe Version 4.03 [9]

Eine im Besonderen *unter Capecitabin* auftretende, *dosislimitierende Nebenwirkung* stellt das *Hand-Fuß-Syndrom* dar (palmar-plantare Erythrodysthäsie; PPE). Grad 1-Hand-Fuß-Syndrom wird definiert durch Taubheitsgefühl, Dysästhesie/Parästhesie, Kribbeln, schmerzlose Schwellungen oder Erythem der Hände und/oder Füße und/oder Beschwerden, die den Alltag nicht beeinträchtigen. Grad 2-Hand-Fuß-Syndrom wird definiert durch schmerzhaftes Erythem und Schwellung der Hände und/oder Füße und/oder Beschwerden, die die Aktivitäten des Patienten im täglichen Leben beeinträchtigen. Ein Grad 3-Hand-Fuß-Syndrom zeichnet sich durch feuchte Abschuppungen, Geschwürbildung, Blasenbildung und starke Schmerzen an den Händen und/oder Füßen und/oder starke Beschwerden aus, die es für den Patienten unmöglich machen zu arbeiten oder Aktivitäten des täglichen Lebens auszuführen. Die Symptome sind *vollständig reversibel*. Tritt ein *Grad 2- oder 3-Hand-Fuß-Syndrom* auf, sollte die *Verabreichung von Capecitabin unterbrochen* werden, bis die Beschwerden verschwinden oder die Intensität sich auf Grad 1 vermindert. Zudem sollte die *Dosis nach einem Grad 3-Hand-Fuß-Syndrom reduziert* werden. Zur *Linderung der Beschwerden kann Uridin-Hand-Fuß-Salbe* eingesetzt werden. Die Rezepturen für eine »Uridin-Hand-Fuß-Salbe« und eine »Uridin-Haftpaste« wurden im Jahr 2000 in der Zeitschrift »Krankenhauspharmazie« veröffentlicht und sind in den NRF-Rezepturhinweisen »Uridin« zitiert. Der Rezepturhinweis findet sich über die Direktsuche in der NRF-Datenbank (www.dac-nrf.de) unter der NRF-ID 575.

Fludarabin

Fludarabin wird zur Behandlung der chronisch-lymphatischen Leukämie vom B-Zell-Typ (B-CLL) bei Patienten eingesetzt, die genügend gesunde Blutzellen produzieren können. Die empfohlene *Dosierung* beträgt *40 mg/m² einmal täglich*. Die übliche *Dosis* liegt damit bei *3 bis 10 Tabletten einmal täglich über 5 aufeinander folgende Tage*. Nach 28 Tagen kann Fludarabin erneut gegeben werden. Die *Einnahme* kann *unabhängig von Mahlzeiten* erfolgen. Fludarabin darf *nicht in Kombination mit Pentostatin* gegeben werden, da das Risiko für *schwere Lungenkomplikationen* besteht. *Dipyridamol und ähnliche Thrombozytenaggregationshemmer* können die *Wirkung von Fludarabin herabsetzen*. Die *häufigsten Nebenwirkungen* von Fludarabin sind *Knochenmarksdepression, Appetitverlust und Anorexie, periphere Neuropathie, Sehstörungen, Mukositis, Stomatitis, Ödeme und Hautausschlag*.

Methotrexat

Methotrexat wird oral vorwiegend zur Immunsuppression eingesetzt, soll aber aufgrund seiner *kumulativen Toxizität* und den häufig *fatalen Medikationsfehlern* hier Erwähnung finden. Es hemmt als Folsäureanalogon kompetitiv die Dihydrofolsäurereduktase und greift in den Purinsyntheseweg ein. Die Dosierung von Methotrexat in der oralen Behandlung beträgt *7,5 mg einmal wöchentlich*. Die orale Dosis kann auch auf *drei Einzelgaben zu je 2,5 mg* verteilt werden, die einmal wöchentlich jeweils *im Abstand von 12 Stunden* genommen werden. Je nach Krankheitsaktivität kann bei guter Verträglichkeit die Initialdosis *schrittweise um 2,5 mg gesteigert* werden. Eine *Wochendosis von 20 mg, in Fällen schwerster Formen der Psoriasis 30 mg* soll *nicht überschritten* werden. Nach Erreichen des gewünschten Therapieergebnisses sollte die Dosierung – soweit möglich – schrittweise reduziert werden bis zur niedrigsten noch wirksamen Erhaltungsdosis. Methotrexat wird zu einem *Anteil von 80% renal eliminiert*, überwiegend durch *tubuläre Sekretion*. Die Ausscheidung kann durch eine Alkalisierung des Harns verbessert werden. Ist der *Harn deutlich sauer*, kommt es zur *Auskristallisation in den Nierentubuli*. Hierdurch kommt es wiederum zu einem Abfall der Ausscheidungskapazität und zur Kumulation von Methotrexat. *Salicylate, Phenylbutazon, Phenytoin, Barbiturate, Tranquilizer, orale Kontrazeptiva, Tetrazykline, Amidopyrin-Derivate, Sulfonamide und p-Aminobenzoesäure* verdrängen Methotrexat vom Serumalbumin und *steigern* so die *biologische Verfügbarkeit*. *Penicilline* werden ebenfalls tubulär sezerniert und können daher zur *Hemmung der Ausscheidung* und zu *erhöhter Toxizität* führen. Die gleichzeitige Verabreichung von *Arzneimitteln, die einen Folatmangel verursachen (z.B. Sulfonamide, Trimethoprim-Sulfamethoxazol)* kann zu *erhöhter Methotrexat-Toxizität* führen. Besondere Vorsicht ist deshalb auch bei einem bereits bestehenden Folsäuremangel geboten. Andererseits kann die gleichzeitige Verabreichung von Folsäure oder Folinsäure-haltigen Arzneimitteln sowie folsäurehaltigen Vitaminzubereitungen die Wirksamkeit von Methotrexat beeinträchtigen und die Toxizität verringern. Das *Auftreten von Nebenwirkungen* kann so mit der *Gabe niedriger Mengen Folsäure* an den Folgetagen einer Einnahme *reduziert* werden. Methotrexat ist *knochenmarkstoxisch* und führt zur Suppression aller Zellreihen, was eine *Panzytopenie* zur Folge haben kann. Es besitzt zudem eine ausgeprägte *Schleimhaut- und Lebertoxizität*. Ein *engmaschiges Monitoring* der Blutwerte sowie der Nierenfunktion ist daher unbedingt erforderlich. Ferner sollten *insbesondere ältere Patienten in kurzen zeitlichen Abständen* auf frühe Zeichen einer Toxizität untersucht werden. Aufgrund dem oben beschriebenen Maß der renalen Ausscheidung, ist die *Dosis* im Falle von *Nierenfunktionseinschränkungen* unbedingt zu *reduzieren* bzw. Methotrexat vollständig abzusetzen.

Thioguanin und Mercaptopurin
Während Mercaptopurin hauptsächlich in der Induktions- und Erhaltungstherapie der Akuten Lymphatischen Leukämie (ALL) angewandt wird, so wird Thioguanin in der Induktions- und Konsolidierungstherapie sowohl der ALL als auch der Akuten Myeloischen Leukämie (AML) eingesetzt. Bei *Mercaptopurin* werden als *Standarddosis 2,5 mg/kg KG oder 50 bis 75 mg/m² pro Tag* angewendet. Sowohl bei *bestehender Nieren- als auch Leberfunktionsstörung* sollte eine *Reduktion* der Mercaptopurin-Dosis in Betracht gezogen werden. *Thioguanin* wird bei der Behandlung der *ALL* in einer *Standarddosierung von 60 mg/m² pro Tag,* sowie bei der *AML* in einer Dosierung von *200 mg/m² pro Tag* eingesetzt. Bei der AML sollte die Tagesdosis auf *zwei Gaben je 100 mg/m² alle 12 h* verteilt werden

Es gibt Hinweise in-vitro, dass Aminosalicylsäurederivate, wie z.B. Olsalazin, Mesalazin oder Sulfalazin die Thiopurinmethyltransferase (TPMT) hemmen. Daher sollten *Aminosalicylsäurederivate mit Vorsicht* bei Patienten angewendet werden, die gleichzeitig Mercaptopurin oder Thioguanin erhalten. Bei gleichzeitiger Gabe mit Mercaptopurin wurde über eine Verringerung der *gerinnungshemmenden Wirkung von Warfarin* berichtet. Bei gleichzeitiger Einnahme von *Allopurinol und Mercaptopurin* darf *nur ein Viertel der bisherigen Mercaptopurin-Dosis* verabreicht werden, da Allopurinol das für den Metabolismus von Mercaptopurin verantwortliche Enzym (Xanthinoxidase) hemmt.

Mercaptopurin und Thioguanin sind *knochenmarkstoxisch*, verursachen *Übelkeit und/oder Erbrechen* und sind leberschädigend, was sich in *Gallenstau und Leberzellnekrosen* äußern kann.

Wegen der hepatotoxischen Wirkung von Mercaptopurin und Thioguanin sollte während der Behandlung *wöchentlich die Leberfunktion überprüft* werden. Häufigere Kontrollen sind erforderlich bei Patienten mit vorgeschädigter Leber oder bei gleichzeitiger Einnahme von hepatotoxisch wirkenden Arzneimitteln. Der Patient sollte angewiesen werden, *bei den ersten Anzeichen eines Ikterus* (Gelbfärbung der Sklera der Augen sowie der Haut) Mercaptopurin bzw. Thioguanin *abzusetzen* und sich mit dem behandelnden Arzt zu verständigen.

7. Interkalanzien

Idarubicin
Idarubicin ist ein Anthrazyklin, das sich durch Interkalation an die DNA bindet. Die Substanz wirkt auf Topoisomerase II und verursacht eine Inhibition der Nukleinsäuresynthese. Es findet eine ausgeprägte Metabolisierung zu einem aktiven Metaboliten, Idarubicinol, statt, der langsamer eliminiert wird (Plasmahalbwertszeit 33 bis 60 Std.). Die Ausscheidung erfolgt zum größten Teil über die Galle

und vorwiegend in Form von Idarubicinol. Orales Idarubicin ist zur Remissionsinduktion als Bestandteil in oralen, abgeschwächten Kombinationstherapien (z.B. mit Etoposid, Thioguanin) bei älteren, nicht vorbehandelten Patienten mit akuten myeloischen Leukämien angezeigt, wird aber auch in der Behandlung von Kindern angewandt. Die *Standarddosierung beträgt 15–30 mg/m² pro Tag.* Da Idarubicin ausgeprägte *Hauttoxizität* besitzt (*vesikantes Agens*) ist dafür Sorge zu tragen, dass die *Kapseln nicht beschädigt* werden und es zum Austreten der Substanz kommen kann. Idarubicin ist stark *knochenmarkstoxisch*, verursacht *umfangreiche gastrointestinale Nebenwirkungen* (Übelkeit, Erbrechen, Stomatitis, Mukositis, Diarrhoe) und kann zur *Erhöhung der Leberenzyme und des Bilirubins* führen. Es versursacht zudem *Haarausfall* und eine *Rotfärbung des Urins.* Anthrazykline sind *kardiotoxisch*, so auch Idarubicin. Vor Aufnahme, während und nach Abschluss der Therapie mit Anthrazyklinen ist daher die *Herzfunktion regelmäßig zu überwachen.* Nach aktueller Erkenntnis liegt die *kumulative Gesamtdosis von oralem Idarubicin*, unter der eine Schädigung des Herzmuskels eher unwahrscheinlich ist, bei *400 mg/m²*. Dabei sind alle in der Vergangenheit durchgeführten Behandlungen mit einem Anthrazyklin zu berücksichtigen. Eine gleichzeitige Therapie mit Cyclophosphamid und eine vorangegangene Bestrahlung des Brustkorbes kann die herzmuskelschädigende Wirkung von Idarubicin verstärken. Eine *suffiziente antiemetische Prophylaxe* ist im Zusammenhang mit der Einnahme von Idarubicin empfehlenswert.

8. Mitosehemmer

Vinorelbin

Vinorelbin führt zu einer Blockierung der Mitose in der G2/M-Phase, wodurch es in der Interphase oder der darauf folgenden Mitosephase zum Zelltod kommt. Es ist zugelassen zur alleinigen Behandlung des fortgeschrittenen nicht kleinzelligen Bronchialkarzinoms (Stadium III oder IV) bei Patienten in gutem Allgemeinzustand (Karnofsky-Index ≥ 80 %) und des fortgeschrittenen Anthrazyklinresistenten Mammakarzinoms bei Patientinnen in gutem Allgemeinzustand. Seine Dosierung in der Monotherapie beträgt *60–80 mg/m² wöchentlich*, sowie in der Kombinationstherapie *80 mg/m² wöchentlich.* Die *maximale absolute Dosis* beträgt dabei *120–160 mg* (Kappung bei 2,0 m²). Die Einnahme sollte am besten *zu einer Mahlzeit* stattfinden, dabei ist auf Unversehrtheit der *Kapsel zu achten*, da auch Vinorelbin *stark hauttoxisch* ist. Vinorelbin wird vorwiegend durch *CYP3A4* metabolisiert, wodurch ein *Wechselwirkungspotential mit Induktoren bzw. Inhibitoren* dieses Enzyms besteht. Vinorelbin wird zudem überwiegend hepatisch eliminiert, sodass die *Dosis unter Leberfunktionsstörungen reduziert* werden muss. Die gleichzeitige Verwendung von Mitomycin C muss sorgfältig abgewogen werden, da das Risiko einer pulmonalen Toxizität in diesem Falle erhöht ist. Vinorelbin kann zudem *eine durch 5-FU bedingte Mukositis verstärken.* Charakteristische Nebenwirkungen von Vinorelbin sind *Knochenmarksuppression* sowie hierdurch bedingte *febrile Neutropenien und Infekte, Neuropathien, Obstipation* und *Sehstörungen*.

9. Topoisomeraseinhibitoren

Etoposid

Etoposid entfaltet seine zytostatische Aktivität durch Hemmung des Zellzyklus in der S- und G2-Phase. Dabei interagiert es mit der DNA-Topoisomerase-II. Etoposid ist zur Behandlung diverser solider und hämatologischer Neoplasien zugelassen. Die üblichen Dosierungen für Kinder und Erwachsene liegen im Bereich von *täglich 100-200 mg/m² an 5 aufeinander folgenden Tagen* (ca. 4–8 Kapseln à 50 mg bzw. 2–4 Kapseln à 100 mg täglich). Das *Therapieintervall* beträgt in Abhängigkeit von der Erholung der hämatologischen Parameter (Leukozyten, Thrombozyten) *3–4 Wochen*. Die Einnahme kann *unabhängig von den Mahlzeiten* erfolgen. Die relative Bioverfügbarkeit von Etoposid ist immer wieder starken inter- und intraindividuellen Schwankungen unterworfen, weshalb eine *sorgfältige Dosiseinstellung* erforderlich ist. Etoposid wird *sowohl renal als auch hepatisch eliminiert*. Dies ist bei *Organfunktionseinschränkungen* hinsichtlich der *Dosiseinstellung* zu berücksichtigen. *Phenylbutazon, Natriumsalicylat und Acetylsalicylsäure* können Etoposid aus der Plasmaproteinbindung verdrängen, wodurch der freie Anteil im Plasma erhöht und seine *Toxizität verstärkt* werden kann. Gleichzeitige Verabreichung von hohen Dosen Ciclosporin und Etoposid oral führten im Vergleich zu Etoposid-Monotherapie zu um 80 % erhöhten AUC-Werten für Etoposid und zu einer um 38 % reduzierten Clearance. Etoposid ist vorwiegend *knochenmarkstoxisch* und kann *Übelkeit und Erbrechen* verursachen. Eine *antiemetische Prophylaxe* ist empfehlenswert. Bei einem hohen Anteil der Patienten kommt es zudem unter der Therapie zu *Haarausfall*.

Topotecan

Orales Topotecan ist zugelassen zur Behandlung von erwachsenen Patientinnen und Patienten mit rezidiviertem kleinzelligen Lungenkarzinom (SCLC), die für eine Wiederbehandlung mit dem in der Primärtherapie verwendeten Behandlungsschema nicht geeignet sind. Es hemmt die Topoisomerase I, indem es den kovalenten Komplex aus Enzym und der in die beiden Stränge aufgespaltenen DNA, ein Zwischenprodukt der Katalyse, stabilisiert. Die empfohlene Dosis beträgt *2,3 mg/m² pro Tag*, verabreicht *an 5 aufeinander folgenden Tagen*. Ein *Behandlungszyklus* beträgt in der Regel *3 Wochen*. Die Einnahme kann *unabhängig von den Mahlzeiten* erfolgen. Die parallele Gabe von *Cyclosporin A* führte zu einer ungefähr *2- bis 2,5-fach erhöhten AUC* von Topotecan. Topotecan wird *überwiegend renal eliminiert*. Im Falle von *Nierenfunktionseinschränkungen* ist die *Gefahr der Kumulation* erhöht, wodurch es zur verstärkten *Knochenmarktoxizität* und in deren Folge zu *Fieber,*

Blutungsneigung und Infekten kommen kann. Daher ist die *Dosis entsprechend anzupassen*. Im Falle von *schweren Einschränkungen der Nierenfunktion* ist der *Einsatz von Topotecan nicht zu empfehlen*. Eine Topotecan-induzierte Neutropenie geht mit dem *Risiko einer neutropenischen Kolitis* einher. Über Todesfälle infolge einer neutropenischen Kolitis wurde in klinischen Studien mit Topotecan berichtet. Bei Patienten mit Anzeichen von Fieber, Neutropenie und einem entsprechenden Bauchschmerz-Muster sollte diese Möglichkeit daher in Betracht gezogen werden. Unter der Behandlung mit Topotecan können zudem *schwere Diarrhöen* auftreten, die eine Hospitalisierung erforderlich machen. Diese können *lebensbedrohlich* sein und sind mit einer signifikanten Sterblichkeit assoziiert. Eine *Aufklärung* der Patienten bezüglich dieser Nebenwirkungen und ein *proaktiver Umgang* mit allen, auch frühen Anzeichen und Symptomen einer Diarrhoe, sollten unbedingt erfolgen.

10. Weitere Zytostatika

Estramustin

Estramustin ist zugelassen für die palliative Behandlung des fortgeschrittenen, hormonrefraktären Prostatakarzinoms. Seine estrogenen Komponenten wirken via Hypophysen-Gonadenachse durch Senkung der LH- und FSH-Produktion auf die Hoden und reduzieren somit die Androgenproduktion. Die Folge ist ein Absinken des Testosteronspiegels auf Kastrationsniveau innerhalb einer Woche. Die estrogenen Komponenten wirken zusätzlich zytotoxisch durch Hemmung der 5α-Reduktase. Die *Initialdosierung* von Estramustin beträgt *3 x 280 mg pro Tag über vier Wochen*, anschließend wird die Dosis *bei einem Ansprechen auf 2 x 280 mg pro Tag reduziert*. Die Kapseln sollten *mindestens 1 Stunde vor oder frühestens 2 Stunden nach dem Essen* eingenommen werden. Sie dürfen *nicht mit Milch oder Milchprodukten, kalzium-, magnesium- oder aluminiumhaltigen Präparaten* (z.B. Antazida) und *kalziumreichem Mineralwasser mit einem Kalziumgehalt über 200 mg/l* eingenommen werden, da es sonst zu einem *Wirkungsverlust* durch Bildung eines schwerlöslichen Komplexes mit polyvalenten Kationen wie Calcium oder Magnesium kommen kann. Estramustin und seine Metabolite werden *überwiegend in der Leber verstoffwechselt*. Estramustin kann die therapeutische Wirksamkeit als auch die *Toxizität von trizyklischen Antidepressiva*, vermutlich durch eine Hemmung ihres Metabolismus, *verstärken*. Eine Wechselwirkung zwischen Estramustin und *ACE-Hemmern* kann zudem möglicherweise zu *einem erhöhten Risiko für angioneurotische Ödeme führen*. Estramustin besitzt *typische Nebenwirkungen Östrogen-haltiger Arzneimittel: schwerwiegende kardiovaskuläre Komplikationen*, vorwiegend *Thromboembolie, Ödeme, Herzinsuffizienz* sowie ischämische Beschwerden bis hin zum *Herzinfarkt*. Weiterhin *Gynäkomastie, Libido- und Potenzverlust*. Als *Gynäkomastieprophylaxe* wird vor Therapiebeginn eine *Mamillenbestrahlung* empfohlen. Kurz dauernde *Schmerzen oder Missempfinden* (Hitzegefühl) im *Bereich des Perineums und der Prostata* können auftreten.

Hydroxycarbamid

Hydroxycarbamid (syn. Hydroxyurea) wird zur Behandlung von Patienten mit chronischer myeloischer Leukämie (CML) in der chronischen oder akzelerierten Phase der Krankheit sowie mit essentieller Thrombozythämie oder Polycythämia vera mit hohem Risiko für thromboembolische Komplikationen eingesetzt. Der genaue Wirkmechanismus von Hydroxycarbamid ist unbekannt, wahrscheinlich handelt es sich um eine Hemmung der DNA-Synthese. Die Dosierung ist *je nach Indikation unterschiedlich* und kann *initial zwischen 15–40 mg/kg* liegen. Nach *ausreichender Reduktion der Zellzahl* (Leuko- oder Thrombozyten, je nach Indikation) wird eine *Dosisreduktion* vorgenommen. Es kann *unabhängig von den Mahlzeiten* eingenommen werden. Durch die initial hohe Belastung an malignen Zellen im Blut bei diesen Patienten kann deren schneller Zerfall zur *Gefahr eines Nierenversagens* führen. Die suffiziente Ausscheidung dieser Zellbestandteile kann durch eine *ausreichende Trinkmenge* befördert werden sowie durch Medikamente wie Allopurinol, welches den Abbau der Purine zu Harnsäure auf der Stufe des Hypoxanthins und Xanthins hemmt. Bei *Kombination* von Hydroxycarbamid mit *antiretroviralen Substanzen (Nukleosidanaloga)* sind *Pankreatitis und Leberschädigungen*, zum Teil mit letalem Ausgang, sowie *schwere periphere Neuropathien* berichtet worden. Daher sollte diese *Kombination vermieden* werden. Zu den Nebenwirkungen von Hydroxycarbamid gehören *Knochenmarkdepression (bevorzugt Leukozytopenie), gastrointestinale Irritationen und Mucositis*. Hydroxycarbamid kann *Hautirritationen* verursachen, dies gilt insbesondere in der Kombination mit anderen Therapiealternativen wie Strahlentherapie sowie auch mit Allopurinol. Der Patient sollte sensibilisiert werden, sich beim Auftreten von Symptomen dieser Art bei seinem behandelnden Arzt zu melden.

Mitotane

Mitotan wird eingesetzt zur Behandlung des fortgeschrittenen, nicht-resezierbaren, metastasierten Nebennierenrindenkarzinoms. Es hemmt selektiv die Zellteilung in der Nebennierenrinde. Mitotane hemmt verschiedene Steroidbiosyntheseenzyme und führt zur oxidativen Schädigung der Nebennierenzellen, die schließlich eine Zellnekrose zur Folge haben kann. Die *Initialdosis* beträgt in der Regel *2–6 g pro Tag*, die *Maximaldosis* beträgt *12 g pro Tag*. Die Behandlung sollte bei *Kindern und Jugendlichen* mit *1,5 bis 3,5 g/m²/Tag begonnen* werden und mit dem Ziel, *4 g/m²/Tag* zu erreichen, angepasst werden. Die 500-mg-Tabletten sollten *über den Tag verteilt zusammen mit den Mahlzeiten* eingenommen werden. Die Therapie wird durch *Messung der Blutspiegel* überwacht. Angestrebt werden Konzentrationen zwischen 14 und 20 mg/L. Die *adrenotoxische Wirkung* von Mitotane trifft auch die gesunde Nebennierenrinde (NNR) und führt zur *NNR-Insuffizienz*. Daher ist eine *frühzeitige Substitution mit Glucocorticoiden* notwendig. Durch den gesteigerten Cortisolmetabolismus muss eine *höhere Dosis an Hydrocortison* (35 bis 50 mg/d) *substituiert* werden. *Regelmäßige Kontrollen der Schilddrüsen- und Gonadenfunktion* sind zudem notwendig. Weitere Nebenwirkungen sind *Übelkeit, Diarrhoe, Müdigkeit und neurologische Nebenwirkungen wie Ataxie*, bei deren Auftreten die Behandlung in der Regel unterbrochen werden muss. Eine *antiemetische Prophylaxe* sollte eingenommen werden. Meist kommt es zudem unter der Therapie zu einem *Anstieg der Leberenzyme*, welcher bis zu einem *bestimmten Grad toleriert* werden kann. Bei Patienten, die mit Mitotan behandelt wurden, wurde über eine *verlängerte Blutungszeit* berichtet, sodass *Antikoagulanzien vom Cumarin-Typ mit Vorsicht* eingesetzt werden sollten. Mitotane darf *nicht* in *Kombination mit Spironolacton* eingenommen werden, da Spironolacton dessen *Aktivität negativ beeinflussen* kann. *Arzneimittel*, welche ebenfalls *Effekte auf das Zentralnervensystem* haben, sollten, wenn möglich, **vermieden** werden. Mitotan ist zudem ein *Leberenzym-Induktor (Cytochrom P 450)*, die betroffenen Unterenzyme sind allerdings unklar.

Tretinoin

Tretinoin wird zur Induktion der Remission bei akuter Promyelozytenleukämie eingesetzt. Die Promyelozytenleukämie, eine Form der akuten myeloischen Leukämie besitzt im Allgemeinen gute Heilungschancen. Tretinoin bildet die Ergänzung zu einer Standardchemotherapie, welche in der Regel aus Cytarabin und Anthrazyklinen besteht. Die empfohlene *Tagesdosis* beträgt *45 mg/m², aufgeteilt auf zwei gleiche Einzeldosen* (ca. 8 Kapseln). Es wird empfohlen, die Kapseln mit *einer Mahlzeit oder kurz danach* einzunehmen. *Kinder* können ebenfalls *mit 45 mg/m² pro Tag* behandelt werden, besonders bei Kindern mit *hartnäckigen Kopfschmerzen* sollte jedoch eine *Dosisreduktion* in Betracht gezogen werden. Die Behandlung wird bis zum Erreichen einer kompletten Remission oder bis zu maximal 90 Tagen fortgeführt. Vesanoid® *enthält Sojabohnenöl*, daher besteht eine *Kontraindikation* bei Patienten mit *Allergie gegen Soja oder Erdnüsse*. Da Tretinoin von *CYP 450 3A4 in der Leber metabolisiert* wird, besteht die Gefahr von *Wechselwirkungen mit Induktoren und Inhibitoren dieses Unterenzyms*. Wie andere Retinoide darf Tretinoin *nicht in Kombination mit Vitamin A* verabreicht werden, da sich Symptome einer *Hypervitaminose A* verschlimmern könnten. Patienten dürfen *nicht gleichzeitig* mit Tretinoin und *Tetracyclinen* behandelt werden, da beide Arzneimittel zu einer *Erhöhung des Hirndrucks* führen können. Die Nebenwirkungen von Tretinoin, welche denen einer Hypervitaminose A entsprechen, können schwer und insbesondere in der frühen Therapiephase teilweise lebensbedrohlich sein: *Verwirrtheit, Angstzustände, Depression, Schlaflosigkeit, Kopfschmerzen, Erhöhung des Hirndrucks, Erkrankungen der Bindehaut, Einschränkung des Hörvermögens, Arrhythmien, Mundtrockenheit, Übelkeit, Erbrechen, Appetitlosigkeit, Durchfall, Hautausschläge, Schwitzen, Haarausfall, Knochenschmerzen, Brustschmerzen, Schüttelfrost, Unwohlsein.*

Für jeden *Fetus*, insbesondere im ersten Trimenon, besteht ein sehr *hohes Risiko für Missbildungen*, wenn während der Einnahme von Tretinoin eine Schwangerschaft eintritt oder besteht. Daher darf die Behandlung mit Tretinoin bei *Frauen im gebärfähigen Alter nur unter umfangreichen Vorsichtsmaßnahmen* durchgeführt werden. Diese bestehen in einer *umfangreichen Aufklärung* der Patientin über die Gefahren, einer *zuverlässig angewandten, wirksamen Verhütungsmethode* sowie der *Durchführung von Schwangerschaftstests* in monatlichen Abständen.

11. Tyrosinkinasehemmer

Wie zu Beginn bereits angesprochen, stellen smTKI mit ihrem Wirkansatz, welcher sich in einer Hemmung charakteristischer Signaltransduktionswege äußert, Arzneimittel mit besonderem Wechsel- und Nebenwirkungsprofil dar. Dabei ergibt sich ein umfangreicher Beratungsbedarf, um den Patienten in die Lage zu versetzen, seine Medikation richtig einzunehmen, klinisch relevantes Wechselwirkungspotential auszuschließen sowie die entsprechenden Nebenwirkungen erkennen und einordnen zu können.

Einnahmehinweise

Tyrosinkinasehemmer werden *mit wenigen Ausnahmen täglich als Absolutdosis* verabreicht. Die Behandlung wird meist so lange fortgeführt, wie die Toxizität es zulässt sowie ein Ansprechen festzustellen ist. Ausnahme bildet hierbei *Sunitinib*, welches im sog. *4+2-Schema* verabreicht wird (siehe *Tab. 2*). Da die *Resorption und Bioverfügbarkeit* dieser Substanzen häufig *abhängig von eingenommenen Mahlzeiten* ist, sollte der Patient unbedingt über die *richtige Einnahme* aufgeklärt werden. Die Relevanz dieser Informationen zeigt das Beispiel Lapatinib sehr gut. Sowohl mit wenig fettiger als auch mit hoch fettiger Nahrung eingenommen, werden sowohl die Maximalkonzentrationen, als auch die AUC (Fläche unter der Blutspiegel-Zeit-Kurve) von Lapatinib deutlich erhöht. Im Falle von hoch fettiger Nahrung sogar um bis zu 300%. Patienten sollten ihre TKI-Arzneimittel immer nach der entsprechenden Empfehlung und zur gleichen Tageszeit einnehmen. So lässt sich die Dosis angelehnt an Toxizität und Ansprechen in der Folge besser titrieren, da Schwankungen in der Bioverfügbarkeit des Medikaments weitestgehend vermieden werden. Eine Übersicht über die derzeit zugelassenen smTKI sowie deren Einsatz, Dosierung und Einnahme zeigt *Tab. 2*

Wechselwirkungen

Alle Tyrosinkinaseinhibitoren besitzen klinisch relevante Wechselwirkungen bedingt durch ihre *Verstoffwechselung in der Leber über Cytochrom P 450*. Hier ist insbesondere das häufig betroffene Unterenzym 3A4 zu nennen. Alle hier erwähnten TKI sind Substrate von CYP 3A4, was bedeutet, dass eine *Inhibition* dieses Enzyms durch andere Arzneistoffe zu einem *Anstieg der Plasmakonzentrationen* der TKI führen und deren *Toxizität verstärken* kann. Weitere *klinisch relevante Unterformen* sind *CYP 1A1, 1A2, sowie 2D6*. Spiegelbildlich können *induzierende* Arzneistoffe zu einer *Einschränkung der Effektivität* von TKI führen. TKI sind aber auch *selbst teilweise Inhibitoren* bzw. von CYP-Enzymen. Dies trifft zu auf *Dasatinib, Erlotinib, Lapatinib (alle CYP 3A4), Everolimus, Imatinib, Nilotinib, Pazopanib, Sorafenib (alle CYP 3A4 und 2D6)*. Tab. 3 zeigt Arzneistoffe und Nahrungsmittel, die Induktoren und Inhibitoren der CYP-Enzyme sind und somit die Plasmaspiegel oraler Tumortherapeutika beeinflussen können.

Tab. 2: Indikationen und Einnahmehinweise zu oralen Tyrosinkinasehemmern

Arzneimittel	Indikation	Dosierung	Einnahmehinweis
Dasatinib (Sprycel®)	CML	100–140 mg/d max. 180 mg/d Dauer abhängig von Ansprechen und Toxizität	unabhängig von einer Mahlzeit, immer entweder morgens oder abends
Erlotinib (Tarceva®)	NSCLC, Pankreas-Ca	100–150 mg/d Dauer abhängig von Ansprechen und Toxizität	mindestens eine Stunde vor oder zwei Stunden nach einer Mahlzeit
Everolimus (Affinitor®)	RCC	10 mg/d Dauer abhängig von Ansprechen und Toxizität	immer zur gleichen Tageszeit, dann immer entweder während oder unabhängig von den Mahlzeiten
Gefitinib (Iressa®)	NSCLC	250 mg/d Dauer abhängig von Ansprechen und Toxizität	unabhängig von den Mahlzeiten zur gleichen Tageszeit
Imatinib (Glivec®)	CML, GIST	400–800 mg/d max. 800 mg/d Dauer abhängig von Ansprechen und Toxizität	Einnahme mit einer Mahlzeit. 400–600 mg Einmalgabe, 800 mg aufgeteilt in zwei Tagesgaben
Lapatinib (Tyverb®)	Mamma-Ca	1250 mg/d Dauer abhängig von Ansprechen und Toxizität	mindestens eine Stunde vor/nach dem Essen, immer zu gleicher Zeit
Nilotinib (Tasigna®)	CML	600–800 mg/d Dauer abhängig von Ansprechen und Toxizität	zweimal täglich im Abstand von etwa 12 Stunden, zwei Stunden vor und mindestens eine Stunde nach Einnahme kein Essen
Pazopanib (Votrient®)	RCC	800 mg/d, Dauer abhängig von Ansprechen und Toxizität initiale Dosistitration	auf nüchternen Magen, entweder mindestens eine Stunde vor oder zwei Stunden nach einer Mahlzeit
Sorafenib (Nexavar®)	RCC, Leber-Ca	800 mg/d Dauer abhängig von Ansprechen und Toxizität	bei fettreichen Mahlzeiten mindestens 1 Stunde vor oder 2 Stunden nach der Mahlzeit, sonst mit der Mahlzeit
Sunitinib (Sutent®)	RCC, GIST	50 mg/d über 4 Wochen, danach 2 Wochen Pause	Einnahme mit oder ohne Nahrung

Nebenwirkungen

Alle TKI zeigen besitzen als *Klasseneffekt* eine ausgeprägte *Magen-Darm-Toxizität* (Leitsymptom: Diarrhoe) sowie die bereits erwähnte *Hauttoxizität*, welche Besonderheiten besitzt. Diese sollten den Patienten in keinem Fall unvorbereitet treffen! Die beschriebenen Nebenwirkungen können *erheblichen Einfluss auf den Therapieverlauf nehmen*. Ist beispielsweise die Hautreaktion zwar sehr wahrscheinlich ein Prädiktor für ein Ansprechen der Patienten, so kann diese sowohl physisch als auch psychisch sehr belastend sein, ebenso wie eine massive Diarrhoe. Dies kann die Therapiecompliance der Patienten beeinträchtigen. Eine frühzeitige Beratung kann zum einen dazu beitragen, dem Patienten ein Verständnis der Zusammenhänge zwischen Wirkung und Nebenwirkung zu vermitteln, sodass er auf ein Auftreten vorbereitet ist und sich frühzeitig mit Konsequenzen und Verhaltensweisen beschäftigen kann, zum anderen die Empfehlungen zur Prophylaxe konsequent umzusetzen, sodass entsprechende Nebenwirkungen möglicherweise in ihrer Ausprägung abgeschwächt werden können. Ebenso wichtig ist das Wissen um Therapieoptionen oder die Möglichkeit einer vom Arzt festgelegten Dosisreduktion, welche im Falle des Auftretens zur Kontrolle der Nebenwirkung angewandt werden kann.

Gastrointestinale Toxizität

Alle derzeit zugelassenen TKI verursachen eine *zum Teil dosislimitierende Diarrhoe* sowie mehr oder weniger ausgeprägte *Übelkeit und Erbrechen*. Möglicherweise handelt es sich um Interaktionen mit intestinalen Epithelzellen, dies ist allerdings nicht gesichert. Grund sind keine Schleimhautschädigungen, sondern es handelt sich im Wesentlichen um eine sekretorische Diarrhoe. Da eine massive Diarrhoe im häuslichen Umfeld durch Dehydratation und Elektrolytverlust *lebensbedrohliche Ausmaße* annehmen kann, sind ausführliche, *klare Instruktionen* für den Patienten ebenso erforderlich wie ein *Kontakt*, unter dem *rund um die Uhr kompetenter, medizinischer Rat* eingeholt werden kann. Weiterhin sei zum Umgang mit der Diarrhoe auf das vorangegangene Kapitel zu Capecitabin und Tegafur/Uracil verwiesen.

Hauttoxizität

Die durch TKI, insbesondere der EGFR-TKI Erlotinib, Gefitinib, und Lapatinib ausgelöste Hauttoxizität kann anhand ihrer Charakteristik in *drei Phasen* eingeteilt werden. in der *Phase I (erste 2–3 Therapiewochen)* kommt es zu *akneartigen Hautveränderungen*, welche am ehesten als follikulärer und *papulo-pustulöser Ausschlag* bezeichnet werden können und bevorzugt das Gesicht, die Kopfhaut sowie die oberen Brust- und Rückenpartien betreffen. Diese sind zunächst *steril*, also *nicht infektiös* bedingt. Hier sollte prophylaktisch ab Beginn der Einnahme des TKI zunächst eine *regelmäßige Basishautpflege* zur Anwendung kommen. Diese besteht in *hydrophilen, nicht fettenden Cremes*, sowohl für das Gesicht als auch als Körperpflege. Zu *vermeiden* sind Manipulationen an den Effloreszenzen

Tab. 3 Cytochrom P-Inhibitoren, -Induktoren und Substrate (Auswahl) nach [15]

	CYP 1A2	CYP2B6	CYP2C9	CYP2C19	CYP2D6	CYP2E1	CYP3A4
Inhibitoren	Amiodaron	Clopidogrel	Amiodaron	Cimetidin	Amiodaron	Disulfiram	Amiodaron
(Hemmung der	Fluorchinolone	Thiotepa	Fluconazol	Esomeprazol	Chinidin	Ethanol	Aprepitant
Verstoffwechslung)	Fluvoxamin	Ticlopidin	Isoniazid	Fluconazol	Cimetidin		Cimetidin
	Ticlopidin	Sorafenib	Ticlopidin	Fluoxetin	Clomipramin		Chlarithromycin
			Voriconazol	Fluvoxamin	Fluoxetin		Diltiazem
			Imatinib	Ketoconazol	Haloperidol		Erythromycin
			Lapatinib	Lansoprazol	Methadon		Grapefruit
			Nilotinib	Omeprazol	Paroxetin		Indinavir
				Ticlopidin	Ranitidin		Azole
				Valproinsre	Ritonavir		Nelfinavir
				Voriconazol	Everolimus		Quinupristin
				Imatinib	Imatinib		Ritonavir
				Sorafenib	Nilotinib		Saquinavir
					Pazopanib		Valproinsäure
					Sorafenib		Dasatinib
							Erlotinib
							Everolimus
							Imatinib
							Lapatinib
							Nilotinib
							Pazopanib
							Sorafenib

Tab. 3 Cytochrom P-Inhibitoren, -Induktoren und Substrate (Auswahl) (Fortsetzung)

	CYP 1A2	CYP2B6	CYP2C9	CYP2C19	CYP2D6	CYP2E1	CYP3A4
Induktoren (Verstärkung der Verstoffwechslung	Broccoli Kohl Johanniskraut Tabak/Zigaretten	Carbamazepin Phenobarbital Rifampicin	Barbiturate Johanniskraut Rifampicin	Carbamazepin Phenobarbital Phenytoin		Isoniazid	Barbiturate Bosentan Carbamazepin Johanniskraut Phenytoin Rifabutin Rifampicin
Substrate unter oralen Zytostatika und smTKI	Erlotinib Pazopanib			Lapatinib	Gefitinib		Cyclophosphamid Trofosfamid Vinorelbin Tretinoin Dasatinib Erlotinib Everolimus Gefitinib Imatinib Lapatinib Nilotinib Pazopanib Sorafenib Sunitinib

aufgrund von Infektionsgefahr, heißes Fönen der Haare, starkes »Abrubbeln« der Haut, Rasieren, abdeckende Schminke, einengende Kleidung und Schuhe, Gummihandschuhe sowie Hitze, Feuchtigkeit und direkte Sonnenexposition. Dies alles soll einer starken Ausprägung der *Phase II* entgegenwirken (ca. ab Therapiewoche 4), welche sich durch eine *zunehmende Austrocknung* der Haut kennzeichnet. Direkt daran schließt sich *Phase III* an: *trockene, empfindliche Haut*, bevorzugt Körperstamm und Extremitäten sind betroffen, es kann zudem zu *schmerzhaften Einrissen an Zehen und Fingerkuppen, Wachstum borstiger, starrer Wimpern, Alopezie*, sowie *Nagelfalzentzündungen* kommen. Zudem kommt es zu vermehrter *Lichtempfindlichkeit*. In diesen Phasen besitzt die *Pflege* eine besondere Bedeutung: *Milde Cremeseifen, Dexpanthenol-haltige, rückfettende Cremes und Lotionen mit Zusatz von 5–10 % Urea* sind zu empfehlen. Ebenso konsequenter Lichtschutz mit einem *Lichtschutzfaktor ≥ 30*. Ein mögliches Vorgehen in Behandlung von Hautexanthemen und Nagelveränderungen skizziert *Abb. 4*.

	Palmar-plantare Erythrodysthäsie (Hand-Fuß-Syndrom)	Hautausschlag	Paronychie (Nagelfalzentzündungen)
Grad 1	Minimale Hautveränderungen oder Dermatitiden ohne Schmerz	Papeln oder Pusteln, welche < 10% der KOF bedecken +/- Juckreiz und/oder Spannungsgefühl	Nagelfalz-Ödem und/oder –Erythem; Rhagaden
Grad 2	Schmerzhafte Hautveränderungen mit Beeinträchtigung täglicher Aktivitäten	Papeln oder Pusteln, welche 10-30% der KOF bedecken +/- Juckreiz und/oder Spannungsgefühl Psychosoziale Beeinträchtigung, sowie Beeinträchtigung täglicher Aktivitäten	Lokalisierte Intervention indiziert. Indikation für orale Antiinfektiva schmerzhaftes Nagelfalz-Öden und/oder –Erythem evtl. einhergehend mit Nagelschädigung oder –, ablösung Eingeschränkte tägliche Aktivität
Grad 3	Schwere, schmerzhafte Hautveränderungen mit Beeinträchtigung täglicher Aktivitäten der Selbstversorgung	Papeln oder Pusteln, welche > 30% der KOF bedecken +/- Juckreiz und/oder Spannungsgefühl Beeinträchtigung täglicher Aktivitäten der Selbstversorgung Vorliegen lokaler Superinfektionen mit Indikation für orale Antibiotika-Therapie	Chirurgische Intervention oder i.v.-Antibiotika-Behandlung indiziert Einschränkte tägliche Aktivitäten der Selbstversorgung
Grad 4		Papeln oder Pusteln, welche > 30% der KOF bedecken +/- Juckreiz und/oder Spannungsgefühl Vorliegen lebensbedrohlicher generalisierter Superinfektion mit Indikation für i.v.- Antibiotika-Therapie	
Grad 5		Tod	

Abb. 3: NCI-CTCAE-Klassifikation Hauttoxizitäten Version 4.03 [9]

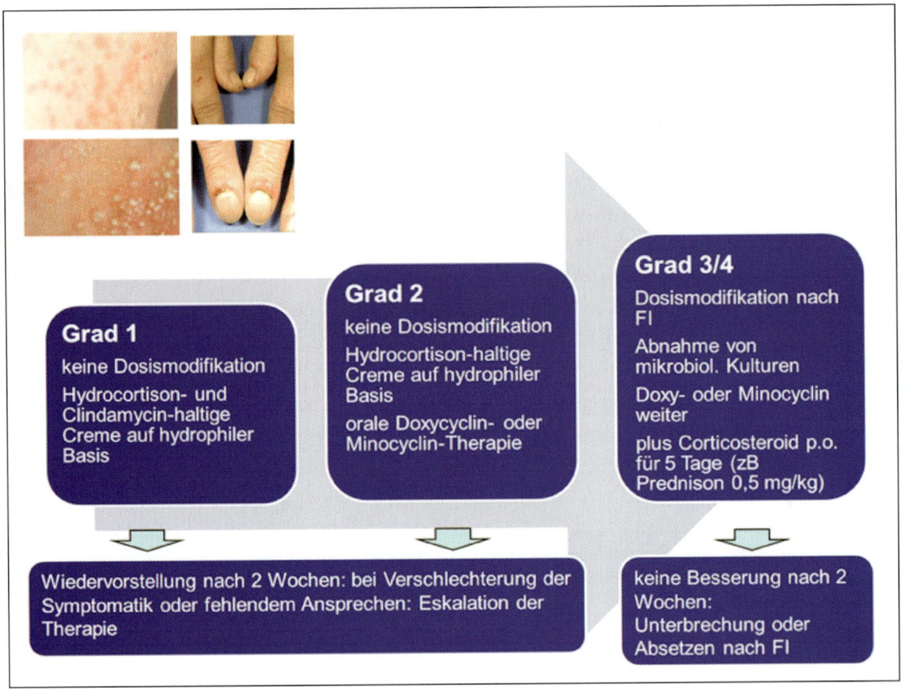

Abb. 4: Behandlung des papulo-pustulären Hautexanthems sowie Nagelveränderungen (FI = Fachinformation) nach [11]

Das bereits beschriebene *Hand-Fuß-Syndrom* zeigt sich insbesondere unter VEGFR-TKI wie Sorafenib, Sunitinib und Pazopanib. Es unterscheidet sich in seiner klinischen Ausprägung in mehreren Punkten von der unter Chemotherapie auftretenden Form *(Abb. 5)*. Symptome sind *Spannen, Kribbeln sowie Steifheit in Händen und Füßen, zudem Rötung, Schuppung, Blasenbildung bis hin zur Ulzeration*. Es ist meist lokalisiert an *Handinnenflächen und Fußsohlen*, kann aber *auch andere Hautareale* betreffen. Da das klinische Bild im Falle der VEGFR-TKI schwielenartigen Hyperkeratosen entspricht, ist im *Vorfeld der Behandlung die Abtragung von Schwielen an Händen und Füßen* ratsam. Zudem sollte zur *Prophylaxe* eine *10 %ige Urea-Creme* zur Keratoseprophylaxe zweimal täglich aufgetragen werden. Die Maßnahmen bei *manifestem Hand-Fuß-Syndrom* sollten dem *Grad der Ausprägung folgen* und erfordern den *Einsatz von Corticosteroiden (Abb. 6)*.

Nicht zuletzt besteht auch das Risiko der Entwicklung von *Plattenepithelkarzinomen*, sowie *aktinischen Keratosen* unter VEGFR-TKI eine *regelmäßige, sorgfältige Kontrolle von Hautveränderungen* sollte daher zu den Empfehlungen gehören.

	Kinaseinhibitoren	Chemotherapie
Auftreten erster Symptome	Sorafenib: 2.-4. Woche nach Behandlungsbeginn Sunitinib: häufig nach 1-3 Monaten der Behandlung	unter intermittierender Therapie mit höheren Dosen: nach 1-21 Tagen unter kontinuierl. Niedrig-dosierter Therapie: nach bis zu mehreren Monaten
Rückbildung	1-2 Wochen nach Therapieabbruch	1-2 Wochen nach Therapieabbruch
Lokalisierung	bevorzugt an lokalen Druckpunkten	größere Areale, auch an anderen Körperstellen
Klinisches Bild	schmerzhaft, schwielenartige Hyperkeratosen und Blasen	Schmerzhafte Erytheme, Ödeme, Bläschenbildung, Abschuppungen
Pathogenese	möglicherweise Gefäß-vermittelter Mechanismus	Schweiß-vermittelte Toxizität

Abb. 5.: Unterschiedliche Charakteristiken des Hand-Fuß-Syndrom unter Kinaseinhibitoren und Zytostatika wie pegyliertem Doxorubicin und 5-Fluorouracil nach [8]

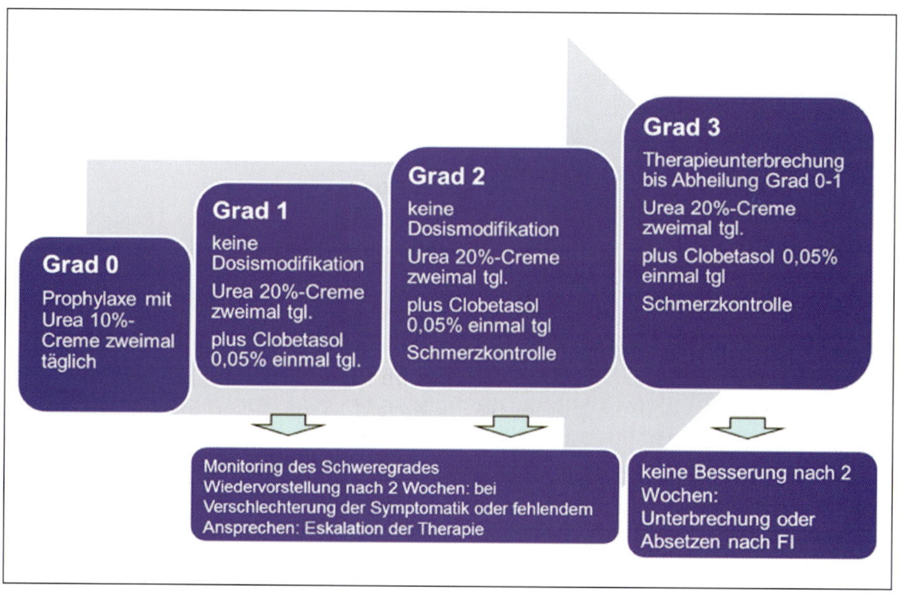

Abb. 6 Prophylaxe und Behandlung des Hand-Fuß-Syndroms unter VEGFR-TKI nach [11]

Weitere ausgewählte Nebenwirkungen der TKI in Kürze
Da Normalvarianten der entsprechenden Kinasen Aufgaben in gesunden Geweben erfüllen, kommt es zu charakteristischen Nebenwirkungen.

Unter den bcr-abl-TKI *Imatinib, Dasatinib und Nilotinib* kann es zu einer *Einschränkung der Herzfunktion* kommen, da die Tyrosinkinase ABL am Herzen für den Schutz kontraktiler Kardiomyozyten verantwortlich ist. In der Regel kann in einem solchen Fall die *TKI-Behandlung unter einer symptomatischen Therapie mit ACE-Hemmern und/oder Betablockern weitergeführt werden. Auch Lapatinib*, sowie die VEGFR-TKI *Pazopanib, Sorafenib* und *Sunitinib* können *kardiotoxisch* sein. Eine *regelmäßige Überwachung der Herzfunktion* unter Behandlung mit diesen Substanzen ist angebracht.

Ein *Klasseneffekt* unter *VEGFR-TKI* ist die Entwicklung eines *Bluthochdruckes. Vor Beginn* der Behandlung sollte der *Blutdruck gut eingestellt* sein. Die Patienten sollten auf eine Hypertonie hin *überwacht* und *nach Bedarf mit üblichen blutdrucksenkenden Therapien behandelt* werden. Weiterhin vermehrt unter diesen Substanzen auftretende Nebenwirkungen sind *Wundheilungsstörungen, gastrointestinale Perforationen, Blutungen* sowie ein *erhöhtes Risiko für thromboembolische Ereignisse* wie Schlaganfall oder Herzinfarkt.

Eine charakteristische Nebenwirkung von *Sunitinib* und *Pazopanib* ist zudem das Auftreten einer *Hypothyreose* durch Abbau von Schilddrüsengewebe. Daher ist vor Aufnahme sowie während der Behandlung eine *engmaschige Kontrolle der Schilddrüsenfunktion* empfohlen.

12. Immunmodulatoren

Lenalidomid und Thalidomid
Diese beiden Immunsuppressiva vereinen antineoplastische, antiangiogene, erythropoesestimulierende und immunmodulierende Eigenschaften. Lenalidomid besitzt die Zulassung in Kombination mit Dexamethason zur Behandlung von Patienten mit multiplem Myelom, die mindestens eine vorausgegangene Therapie erhalten haben. Thalidomid ist in Kombination mit Melphalan und Prednison für die Erstlinientherapie von Patienten mit unbehandeltem multiplen Myelom ab einem Alter von ≥ 65 Jahren zugelassen und zudem für Patienten, für die eine hochdosierte Chemotherapie keine Option darstellt. Die empfohlene Initialdosis *Lenalidomid* beträgt *25 mg einmal täglich an den Tagen 1–21* der sich wiederholenden *28-Tage-Zyklen*. Lenalidomid sollte *jeden Tag etwa zur gleichen Zeit,* aber *außerhalb der Mahlzeiten* eingenommen werden. *Thalidomid* wird in einer Dosis von *200 mg einmal täglich* eingenommen. Da *Thalidomid Müdigkeit* versursacht, ist es zur Reduktion der Symptome im Alltag **abends einzunehmen**. Die *Plasma-*

konzentration von Digoxin wird *unter Einnahme von Lenalidomid erhöht*, sodass eine *Überwachung der Digoxin-Blutspiegel* zu empfehlen ist. Aufgrund der für *Thalidomid* charakteristischen Nebenwirkungen *Bradykardie, Neuropathie und Somnolenz* sollten *Arzneimittel mit ähnlichem Nebenwirkungspotential nur mit Vorsicht* angewandt werden. Thalidomid erlangte in den 60-er Jahren unter dem Markennamen Contergan, welches als Schlafmittel vertrieben wurde, unrühmliche Bekanntheit, da es zu Missbildungen an Neugeborenen sowie zu Fehlgeburten führte. Daher wurden Risikomanagementpläne entwickelt, die *Schwangerschafts-Präventionsprogramme* vorsehen und eine *bestmögliche Information der Patienten*, aber auch der behandelnden Ärzte gewährleisten sollen. Neben Thalidomid-haltigen Arzneimitteln wurden in diese Programme auch Lenalidomid-haltige Arzneimittel einbezogen, da in tierexperimentellen Untersuchungen durch Lenalidomid ebenfalls verursachte Fehlbildungen vergleichbar mit denen sind, die bei einer Anwendung von Thalidomid auftreten. Die *Abgabe Thalidomid- und Lenalidomid-haltiger Arzneimittel* darf seit 08.02.2009 *ausschließlich* auf die *Vorlage eines gültigen T-Rezepts* erfolgen. Das T-Rezept besteht aus einem zweiteiligen amtlichen Vordruck und wird ausschließlich durch das BfArM an Ärzte abgegeben, die sachkundig im Umgang mit diesen Arzneimitteln sind, denen die medizinischen Informationsmaterialien vorliegen, und die versichern, alle Sicherheitsmaßnahmen bei der Verschreibung einzuhalten. Das Rezeptformular ist mit einer durchlaufenden T-Rezept-Nummer gekennzeichnet. Weiterhin ist es mit vier Ankreuzmöglichkeiten versehen. Diese betreffen die Bestätigung der Einhaltung der Sicherheitsbestimmungen gemäß der Fachinformation entsprechender Fertigarzneimittel, die Bestätigung der Übergabe von Informationsmaterial an den Patienten durch den Arzt sowie Angaben, ob das Arzneimittel außerhalb oder gemäß der zugelassenen Indikation Anwendung finden soll. Eine ärztliche Verordnung auf einem T-Rezept darf durch die Apotheke nur beliefert werden, wenn der Arzt die entsprechenden Felder angekreuzt hat. Nach § 17 Abs. 2b ApBetrO dürfen Arzneimittel, die die Wirkstoffe Thalidomid oder Lenalidomid enthalten, nicht im Wege des Versandhandels in den Verkehr gebracht werden. Beim Erwerb und der Abgabe von Thalidomid und Lenalidomid müssen die in der Vorschrift genannten Angaben aufgezeichnet werden. Die Dokumentationspflichten gelten darüber hinaus ausdrücklich auch für den Erwerb der Wirkstoffe Thalidomid oder Lenalidomid oder möglicher vorgefertigter Rezepturkonzentrate, die einer weiteren Verarbeitung in der Apotheke bedürfen. Die Apotheke muss darüber hinaus vierteljährlich die T-Rezept-Durchschriften an das BfArM übermitteln.

Gebährfähige Patientinnen, und soweit zutreffend männliche Patienten, sollten vom Arzt umfassende Informationen über das teratogene Risiko und die Maßnahmen zur Empfängnisverhütung erhalten, wie sie im Schwangerschafts-Präventionsprogramm vorgegeben sind. Patienten müssen zudem dazu angehalten werden, Thalidomid oder Lenalidomid *niemals an andere Personen weiterzugeben* und *nicht verbrauchte Kapseln am Ende der Behandlung in ihrer Apotheke zurückzugeben.*

Lenalidomid und Thalidomid besitzen ähnliche Nebenwirkungen, unterscheiden sich aber in der Ausprägung einzelner Nebenwirkungen. Während bei *Thalidomid Somnolenz, periphere Neuropathie (dosislimitierend), Obstipation, Thromboembolien* und *Bradykardie* im Vordergrund stehen, so ist dies bei Lenalidomid *dosislimitierend* die *Knochenmarksuppression.* Im Falle von *Thalidomid* sind *Patienten anzuweisen, Situationen zu meiden, in denen Somnolenz ein Problem darstellen könnte* (Auto fahren, Bedienen von Maschinen etc.). Da *Lenalidomid mit Dexamethason kombiniert* wird, welches über *CYP3A4 verstoffwechselt* wird, kann es zur *Verminderung der Wirkung bestimmter Kontrazeptiva* kommen. Es sind daher vor Beginn der Therapie *sichere Verhütungsmethoden* festzulegen.

Literatur

1. Moore S. Clin J Oncology Nurs 2009; 14 (1):41–47
2. Steiner M. J Lab Med 2006; 30(6):438–442
3. Singh BN, Malhotra BK. Clin Pharmacokinet 2004; 43 (15): 1127–1156
4. Lacouture ME. Nature Rev Cancer 2006; 6:803–12
5. Mitchell EP et al. Oncology 2007; 21 (Suppl 5):4–9
6. Barth J. Krankenhauspharmazie 2008; 29:288–301
7. Barth J. Onkologische Pharmazie 2009; 11(3): 4–7
8. Degen et al. JDDG 2010; 8:652–61
9. http://evs.nci.nih.gov/ftp1/CTCAE/CTCAE_4.03_2010-06-14_QuickReference_5x7.pdf (Stand 1.08.2011)
10. Potthoff KM et al. Arzneimitteltherapie 2010; 28:191–198
11. Balagula et al. J Support Oncol 2010; 8:149–61
12. Reck M, Guzmer R. Onkologie 2010; 33:470–479
13. Reddy N et al. Clin Pharmacol Ther 2007; 81:S16–S17
14. Lipp, HP. Onkologie 2007; 13:801–12
15. Kämmerer W. Arzneimitteltherapie 2008; 26:51–61
16. aktuelle Fachinformationen
17. Preuschoff A. PZ 2009; 154(6):12–14

Stichwortverzeichnis

M

N

P

R

S

T

U

V

W

Z